Andrea-Mercedes Riegel

I Ging und Psyche

Die 64 Hexagramme als Spiegel der Seele

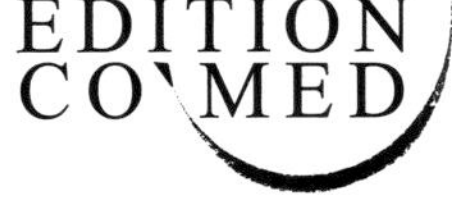

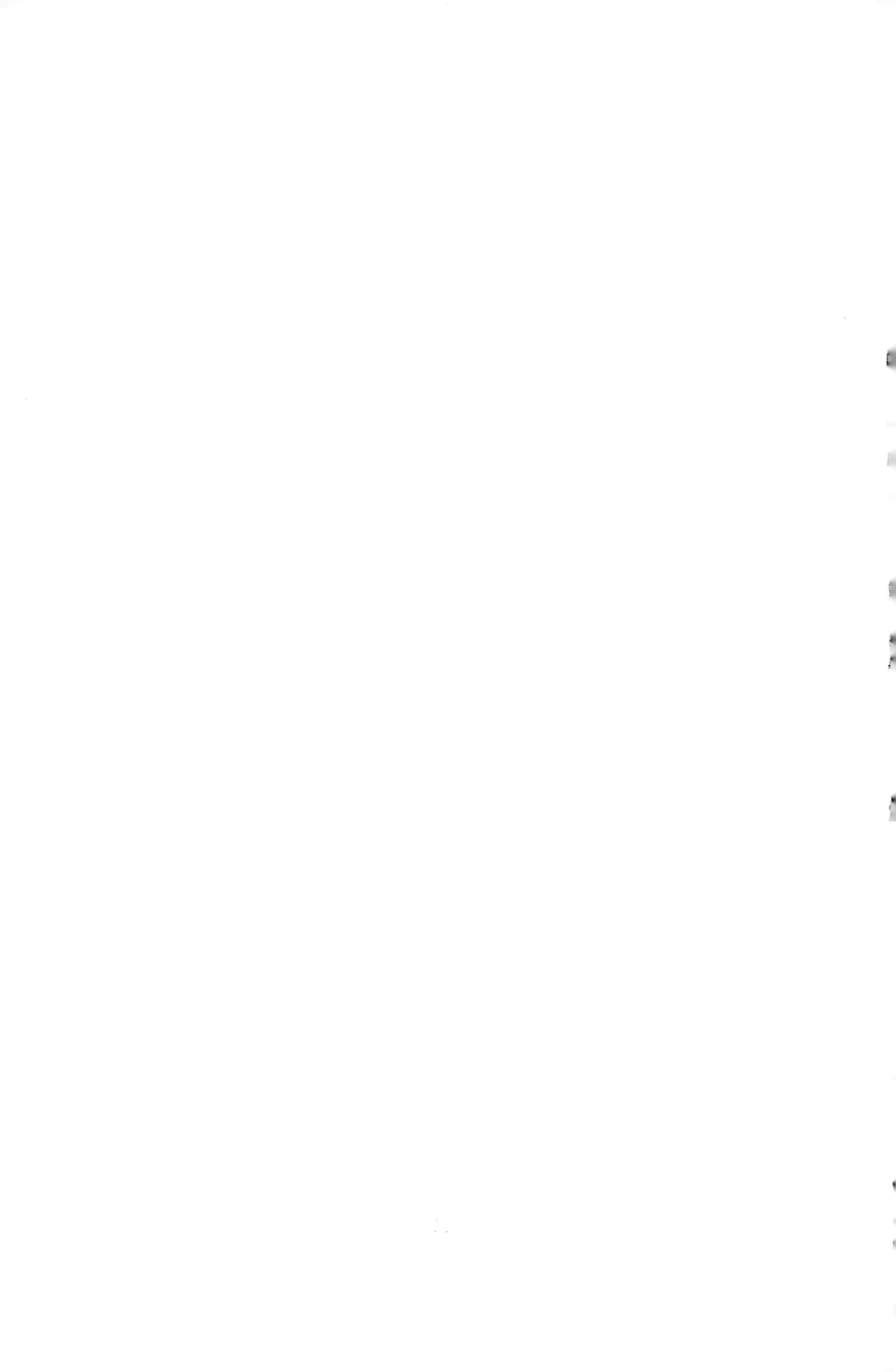

Andrea-Mercedes Riegel

I Ging und Psyche

Die 64 Hexagramme als Spiegel der Seele

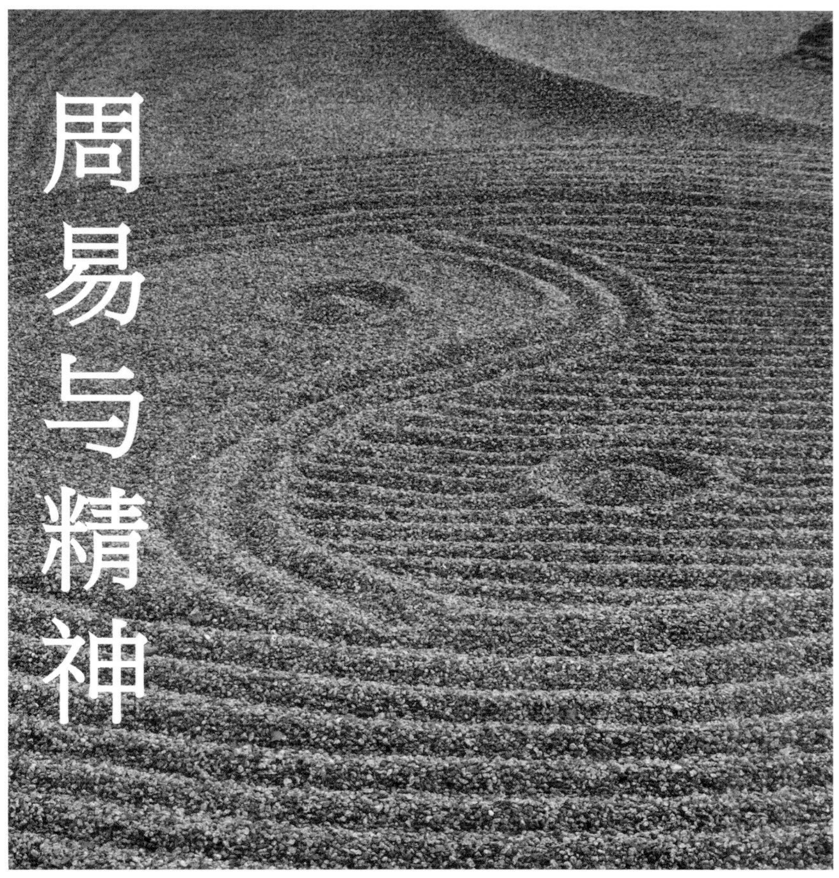

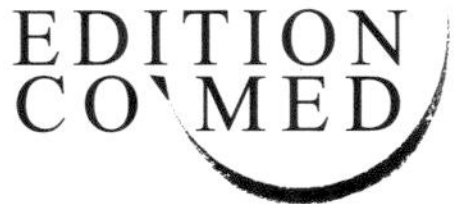

Mediengruppe Oberfranken – Buch- und Fachverlage GmbH & Co. KG
Kulmbach 2012

Umschlag: Jürgen Bücker, M.A.M. Maiworm GmbH
Titelbild: © Gabriella88 – Fotolia.com
Bilder und Grafiken: Heinz Röslmeier
Satz: Jürgen Bücker, M.A.M. Maiworm GmbH
Lektorat: Anke Zimmermann, M.A.M. Maiworm GmbH

Druck: Appel und Klinger Druck- und Medien GmbH, 96277 Schneckenlohe

Printed in Germany

ISBN: 978-3-936897-96-8

Inhalt

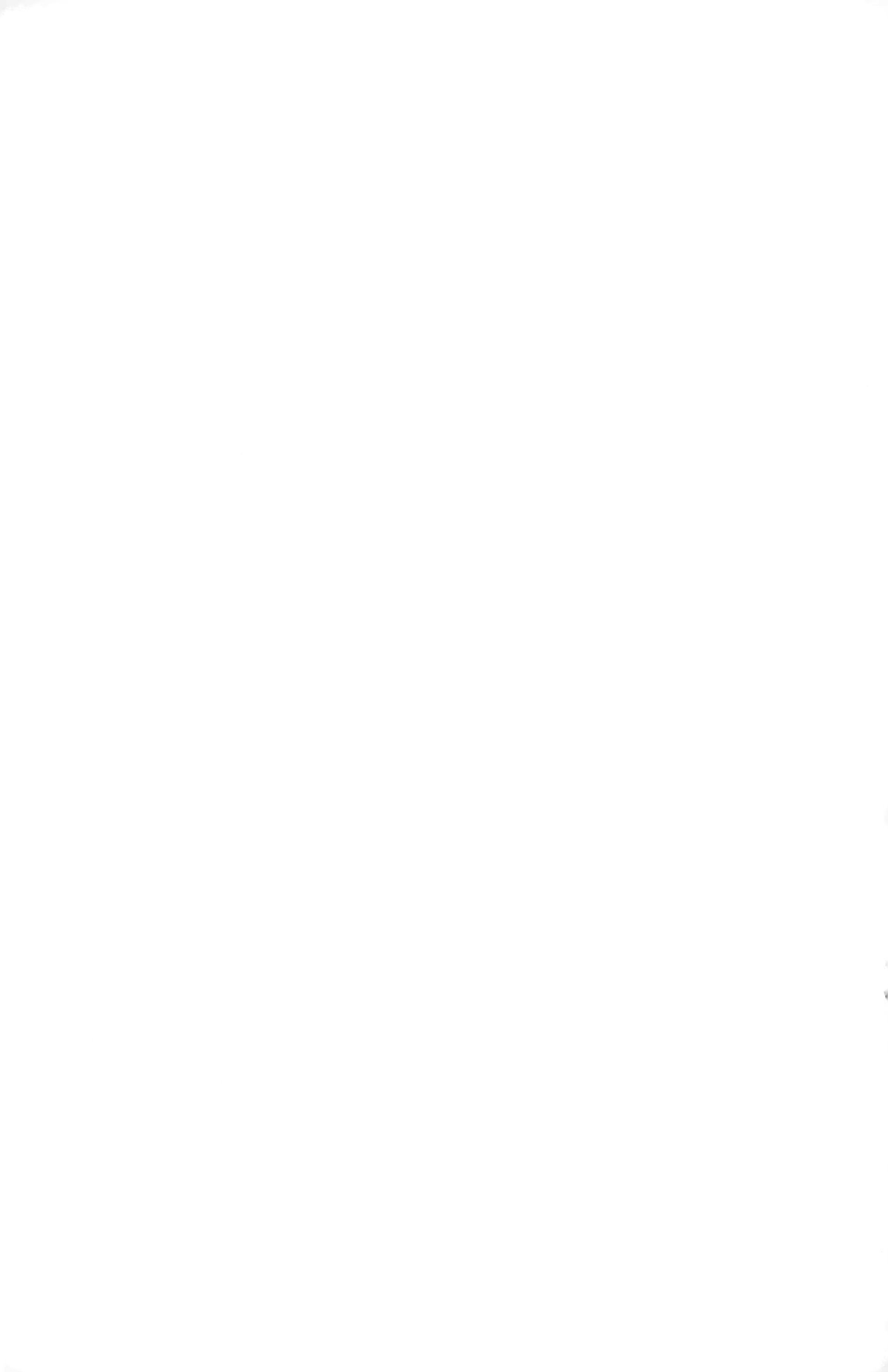

Hinweis

Die Testergebnisse mit dem I Ging sind keine wissenschaftlichen Diagnosen, sondern sind als Anhaltspunkte und Hinweise zu verstehen. Medizinische Diagnosen müssen von einem Arzt, Heilpraktiker oder Psychologen erstellt werden.

1. Einführung

Das I Ging ist das wohl wichtigste Werk der chinesischen Wissenschaftsgeschichte. Das Werk, das in seiner Urfassung aus einem Strichcode besteht, aus Sechs-Strich-Diagrammen, war in seinem ursprünglichen Sinn ein Kalender, der den Lauf von Sonne und Mond im Tages- und Jahresablauf anzeigte. Die Striche selbst zeigten demnach ursprünglich Sonne und Mond an, damit Himmelskonstellationen. Die Grundfeste des chinesischen Denkens, dass Himmel und Erde einander entsprechen müssen, sich die Himmelskonstellationen auf der Erde wiederfinden müssen, machte es möglich, dass dieser Kalender letztlich als Orakelbuch dienen konnte.

Es gibt 64 Hexagramme, deren Ausgangspunkt acht Grundtrigramme sind. Deren Kombinationsmöglichkeiten zu je zwei ergibt 64.[1]

Jeder Strich auf jeder der sechs Positionen kann sich nun in sein Gegenteil verwandeln und eine andere Konstellation ergeben. Damit ergeben sich zunächst 64 x 6, also 384 Konstellationen; da jede Linie innerhalb eines Hexagramms Wandlungslinie sein kann

---

[1] Die Frage nach dem, was letztendlich zuerst war, die Hexagramme oder die Trigramme, wird in der Forschung unterschiedlich beantwortet. Auf der einen Seite kann man sich der Theorie Frank Fiedelers anschließen, dass die Hexagramme erst die Möglichkeit eröffnen, das gesamte Weltbild und den gesamten Kosmos in all ihren möglichen Zwischenkonstellationen darzustellen und von daher die Hexagramme sich aus den Trigrammen ergeben haben. Auf der anderen Seite kann dahingehend argumentiert werden, dass die Trigramme eine Abstraktion der Hexagramme darstellen. D. Hertzers These in dieser Frage ist die, dass beide, Trigramme und Hexagramme, etwa zur gleichen Zeit entstanden sein müssten, da Trigramme wie Hexagramme ursprünglich zur Orakelbefragung eingesetzt wurden, die Orakelbefragung mittels der Trigramme allein jedoch nicht durchführbar war. Auch diese These ist plausibel. Zur Diskussion bei Hertzer s. Hertzer (1996): *Das alte und das neue Yijing*. München: Diederich,146–147.

und zur gleichen Zeit wie irgendeine andere Linie, ergeben sich 64 x 64, also über das gesamte Werk insgesamt 4.096 mögliche Konstellationen. Die Sicht, dass die Konstellationen im Kosmos sich auf der Erde widerspiegeln und die Tatsache, dass das Buch stetigen Wandel bei gleichzeitig bestehender Regelmäßigkeit und Absehbarkeit anzeigte, verliehen ihm früh den Status als Wahrsagungsbuch, als Werk, das sich zur Befragung des Orakels eignete.

Durch seine enorme Bedeutung für die chinesische Gesellschaft begannen Philosophen aller Richtungen, sich für dieses Werk zu interessieren, und so entstanden philosophische Kommentare zu den einzelnen Hexagrammen und den Trigrammen, insgesamt zehn an der Zahl. Dadurch wurden die Aussagen der Hexagramme interpretierbar. Als Orakelbuch wurde das I Ging auch bei uns bekannt, in der deutschen Erstübersetzung durch Richard Wilhelm (s. Literatur).

Das I Ging wurde für alle Fragen auf politischer Ebene befragt, aber auch für Fragen der Gesundheit. Für die Entwicklung der chinesischen Medizintheorien stand dieses Werk Pate, die Kommentare liefern die wichtigsten Grundlagen für das medizinische Denken Chinas. Chinesische Medizin ist letztlich nichts anderes als angewandtes I Ging. Die klassische Methode des I Ging im medizinischen Bereich für uns zugänglich zu machen, haben wir, die Arbeitsgruppe „I Ging in der Medizin", uns zur Aufgabe gemacht.

Die Hexagramme besitzen wie die Trigramme eine Aussagekraft. Aus der Konstellation der Hexagramme sowie der Art der Trigramm-Kombination lassen sich gesundheitliche Störungen nach dem Muster der Fünf-Phasenlehre ablesen (s. u. 1.2). Diese wurden bereits ausführlich in dem Buch Ling Zhen[2] besprochen. Daneben geben die Hexagramme aber auch Auskunft über die Psyche des Menschen.

Einblick in Psyche und Charakter des Patienten gewinnt man am ehesten über die Legende der psychischen Bedeutung der Trigramme und Hexagramme. Diese ergibt sich aus dem Wesen der Trigramme und Hexagramme und der speziellen Aussage der Bildtexte. Die genaue Methode ist Gegenstand der Punkte 2 und 3.

---

2 Riegel, Andrea-Mercedes (2008). Ling Zhen. Der geistig spirituelle Weg der Akupunktur. Kulmbach: CO'MED

Will der Anwender das passende Hexagramm für den Patienten ermitteln, geschieht dies am besten über das Legen von 64 Hexagrammkarten. Sie sind einseitig bedruckt und werden mit der Rückseite für den Patienten sichtbar ausgelegt. Er wird einmalig aufgefordert, die nach seinem Gefühl am ehesten zu ihm passende Karte zu wählen. Oder man lässt ihn aus dem Kartenstapel abheben. Dies entspricht der klassischen Methode der Fragestellung an das I Ging.

Wichtig ist die einmalige, spontane und unvoreingenommene Handlung.

Die akuten gesundheitlichen Störungen hingegen werden am besten über einen speziellen Biosensor (elektronisches Testverfahren) ermittelt, welcher patientenspezifische Daten aufnimmt und über einen speziellen Algorithmus das entsprechende Hexagramm ermittelt. Damit ist der aktuelle Zustand sowie – über die Wandlungslinien – die Prognose, der weitere zu erwartende Verlauf der Störung, angegeben. Über das Kernhexagramm (Linien 2, 3, 4, 3, 4, 5) ist die Ursache der Störung zu erkennen.

Wie genau die Aussagen zutreffen, haben zahlreiche Patientenuntersuchungen über Biosensor und Charakterstudien bestätigt. Es lässt sich gar die Aussage treffen, dass wenn Charakterhexagramm und über den Biosensor ermitteltes Hexagramm übereinstimmen, die so ermittelten akuten gesundheitlichen Störungen direkt mit den psychischen und charakterlichen Voraussetzungen in Verbindung stehen.

Da die Hexagramme auch für das Orakel eingesetzt werden können, geben sie auch im psychischen Bereich nicht nur Auskunft über Psyche, Wesen und Charakter des Menschen, sondern auch über die sich aus diesen ergebenden Konsequenzen für die persönliche oder berufliche Weiterentwicklung.

Für einige Charaktere gibt es homöopathische Umstimmungsmittel, die jeweils bestimmte Aspekte abdecken und im Text angegeben werden. Die Umstimmung kann auch über ein ausgleichendes Hexagramm, ein Antidot, erfolgen. Dies wird ebenfalls aufgeführt, in der Regel handelt es sich um ein direktes Nachbarhexagramm. In jedem Fall werden die am häufigsten auftretenden gesundheitlichen Störungen aufgezeigt.

2. Die Grundgedanken des I Ging und ihre Bedeutung für die Medizin

Das I Ging, das in seiner Urform um das zweite vorchristliche Jahrtausend entstand, ist ein Werk mit vielschichtigem Inhalt, das die Philosophen aller Zeiten, Taoisten wie Konfuzianer, zu Diskussionen und Interpretationen anregte. Seine Grundideen bilden die Grundlage des chinesischen Heildenkens.

Der erste Grundgedanke ist die Einheit von Himmel und Erde, die Übereinstimmung der kosmischen Konstellationen mit denen der Erde. Der Himmel schuf sich der taoistischen Lehre folgend die Erde als Pendant, beide zusammen erschufen die zehntausend Dinge. Der Mensch als Krone der Schöpfung ist nun wieder Abbild von Himmel und Erde, also Mikrokosmos im Makrokosmos. Das bedeutet, alles, was sich im menschlichen Organismus abspielt, muss sein Vorbild in der Natur haben.

Der zweite Grundgedanke ist die Dualität der Welt. Alle Dinge lassen sich in zwei Gegensatzpole, Yin und Yang, einteilen. Himmel und Erde sind die beiden Urvertreter dieser beiden Gegensatzpole, Sonne und Mond die ersten sichtbaren Vertreter für den Menschen auf der Welt. Der Mensch selbst, wie alle anderen Dinge und Lebewesen, ist wieder unterteilt in Yin und Yang.

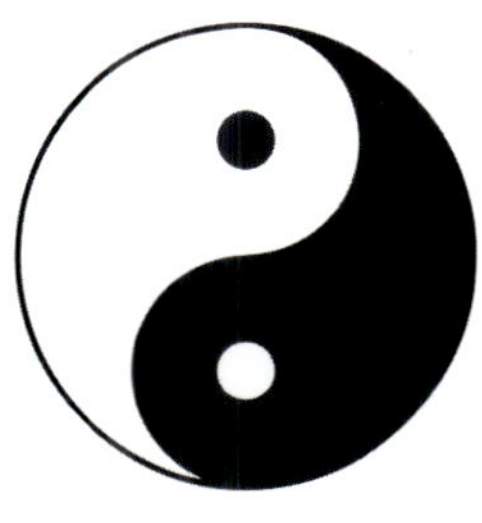

Abbildung 1:
Die Yin-Yang-Monade*

Die beiden Gegensatzpole folgen bestimmten Gesetzmäßigkeiten, die sich in der uns bekannten Monade widerspiegeln.

Yin und Yang sind Gegensatzpole.
Beide Pole sind voneinander abhängig und bedingen einander.
Kein Pol kann für sich allein bestehen, beide zusammen bilden ein Ganzes.
Jeder Pol trägt einen Teil des anderen in sich.
Ist der Maximalzustand des einen erreicht, beginnt der andere zu wachsen.
Yin und Yang gehen natürlich ineinander über.

* ®Thommy Weiss / pixelio.de

Die Monade zeigt durch ihre Kreisform einen weiteren Grundgedanken des I Ging, den der Zyklizität des Lebens, an, die Lebenszyklen, Tages- und Jahresrhythmen. Alles im Leben verläuft in regelmäßigen Zyklen, es ist endlos und immer wiederkehrend. Das Geschehen in dieser Endlosigkeit wird regiert durch die beiden Gegensätze Yin und Yang, die in vollendeter Harmonie miteinander zusammenwirken. Während Yang aufsteigt, zieht sich Yin zurück, bewegt sich Yang auf seinen Höhepunkt zu, beginnt Yin zu wachsen. Kommt Yin an seinen Höhepunkt, beginnt Yang wieder zu wachsen. Die beiden Pole brauchen einander und bilden nur gemeinsam ein Ganzes. All diese Aspekte spiegeln sich natürlich im Rahmen der chinesischen Medizintheorie wider, in Anatomie, Physiologie, Pathologie und Therapie.

Der letzte wichtige Grundgedanke, der sich in die Medizin fortpflanzte, ist der des steten Wandels. Das einzig Stete im Leben ist der Wandel. Durch die Anordnung seiner Hexagramme (s. u.) und die 6 x 6 Wandlungsmöglichkeiten jedes einzelnen Hexagramms zeigt es die ständige Veränderung von Situationen an.

Die sich ableitenden Gesetzmäßigkeiten sind:

Alle Dinge sind im ständigen Wandel begriffen.
Der Wandel der Dinge ist stete unabänderliche Regel.
Der Wandel vollzieht sich absichtslos.
Allen Dingen wohnt ein dualistisches Prinzip inne,
sie lassen sich in Form zweier Gegensätze, Yin und Yang, darstellen.

Damit sind alle Dinge relative Größen, jeder Zustand, wenn er einmal erreicht ist, birgt bereits sein Gegenteil in sich, ein erreichter Maximalzustand ist instabil und muss zusammenbrechen.

2. Die Grundgedanken des I Ging und ihre Bedeutung für die Medizin

2.1 Aufbau des I Ging

Der Grundtext des I Ging besteht aus 64 Hexagrammen. Ausgangspunkt für die 64 Hexagramme sind acht Grundtrigramme, deren Kombinationsmöglichkeiten zu je zwei 64 ergeben. Diese acht Trigramme ergeben sich wieder aus den sogenannten vier Grundsymbolen, die sich aus der Kombination von je zwei Linien, Yang oder Yin ergeben. Die vier Grundsymbole[3] sehen wie folgt aus:

Tab. 1: Die vier Bilder (Si Xiang)

	Yang im Yang	großes Yang taiyang
	Yin im Yang	kleines Yang shaoyang
	Yang im Yin	kleines Yin shaoyin
	Yin im Yin	großes Yin taiyin

Ursprünglich waren die Symbole wie die Trigramme lediglich Symbole für den Lauf von Sonne und Mond gewesen, später wurden den Trigrammen aus der Sicht der Einheit von Himmel und Erde Konstellationen der Erde zugeordnet und diesen wieder Charaktereigenschaften. Da der Mensch Mikrokosmos im Makrokosmos ist, gelten die Charaktereigenschaften letztlich auch für ihn.

[3] Marcel Granet: Das chinesische Denken. Suhrkamp, Frankfurt, 1989 (orig. 1934)
Herrmann Bohn: Die Yijing-Rezeption von den Anfängen bis zur Songzeit. Utz Verlag, München, 1998

Tab. 2: Trigramm / Name / Eigenschaft / Symbol-Struktur

Trigramm	Name	Eigenschaft	Symbol-Struktur
☰	*qian*	Das Schöpferische	Himmel
☱	*dui*	Das Heitere	See
☲	*li*	Das Haftende	Feuer
☳	*zhen*	Das Bewegende	Donner
☴	*sun*	Das Sanfte, Durchdringende	Wind
☵	*kan*	Das Tiefgründige	Wasser
☶	*gen*	Das Stillhalten	Berg
☷	*kun*	Das Empfangende	Erde

Zusammen mit dem Charakter des Trigramms, seiner Yin-Yang-Verteilung, muss sich eine Einordnung des Menschen in ein Charakterschema ergeben, auch Aussagen über seine Krankheitsdisposition und Lebenserwartung sind somit möglich.

2.2 Charaktereigenschaften aus den Trigrammen

Die Charaktereigenschaften des Menschen, die sich aus den Charaktereigenschaften der Trigramme ergeben, sind in den Kommentaren zum I Ging ausdrücklich aufgeführt.

1. Qian – Himmel, das Schöpferische ☰

Das Trigramm Qian besteht aus drei durchzogenen Linien, es repräsentiert damit höchstes Yang. Innerhalb der fünf Wandlungsphasen, denen die Trigramme später zugeordnet wurden, gehört es zu Metall.

Der Mensch, der diesem Trigramm zugeordnet ist, besitzt Kreativität, Originalität, Macht, Autorität, Vitalität und gute Führungsqualitäten. Der Himmel befindet sich ganz oben, daher repräsentiert das Trigramm innerhalb des menschlichen Körpers den Kopf.

Aus dieser Konstellation ergibt sich, dass das Trigramm Qian im Bereich der Gesundheit für Erkrankungen im Bereich des Kopfes steht, damit auch für solche des Gehirns und des Zentralnervensystems. Es steht für extreme Symptome und Krankheiten, am ehesten also für bösartige Krankheiten, die nicht leicht zum Guten zu wandeln, d. h. zu kurieren sind. Am ehesten zu erwarten sind Erkrankungen der Lunge oder Erschöpfungskrankheiten wie Diabetes. Auch im geistig-seelischen Bereich deutet Qian Extremzustände an.

Der Mensch, der zum Trigramm Qian gehört, besitzt eine mittlere Lebenserwartung.

2. Dui – See, das Heitere ☱

Das Trigramm besteht aus zwei Yang-Linien und einer oberen Yin-Linie. Die Zuordnung zum See bedeutet, dass weiches Yin auf hartem Grund schwebt. Das pflanzliche und tierische Leben innerhalb des Sees und auch die kleinen Wellen des Sees strahlen Freude und Lebendigkeit aus. Innerhalb der fünf Wandlungsphasen gehört das Trigramm Dui zu Wasser.

Der Mensch, der diesem Trigramm zugeordnet ist, besitzt Frohsinn, Lebensfreude, strebt nach Harmonie und Eintracht, aber auch nach Luxus und Extravaganz.

Aus der Strichanordnung des Trigramms ergibt sich, dass der Weg nach oben bzw. außen frei ist. Damit regiert das Trigramm die Sprache. Da diese nach draußen über den Mund erfolgt, ist dem Trigramm Dui im Bereich des Körpers der Mund zugeordnet. Im Bereich der Innenorgane gehört das Trigramm Dui zum Dünndarm.

Für die Pathologie ergibt sich, dass das Trigramm Dui für Erkrankungen und Probleme im Bereich der Mundhöhle steht, aber auch, da der Mund bereits zum oberen Verdauungstrakt gehört, für Probleme des gesamten Verdauungsapparates. Bestimmende Faktoren im Verlauf einer chronischen Krankheit sind Ernährung und Sexualverhalten.

Im psychischen Bereich steht das Trigramm Dui für Übererregung, die sich allerdings auch zur Besessenheit steigern kann.

Aufgrund der Ruhe, für den der See steht, und der Zugehörigkeit des Trigramms Dui zu Wasser besitzt der Mensch, der zum Trigramm Dui gehört, eine hohe Lebenserwartung entsprechend dem, der dem Trigramm Kan zugeordnet ist.

3. Li – Feuer, das Haftende ☲

Das Trigramm Li besteht aus zwei Yang-Strichen, die einen Yin-Strich beherbergen. Das strahlende Element steht also beidseits außen. Im Rahmen der fünf Wandlungsphasen gehört Li zu Feuer.

Der Mensch, der dem Trigramm Li zugeordnet ist, ist ein hervorragender Erfinder, er ist stolz aber auch tendenziell aggressiv. Da die beiden Yang-Striche außen liegen, steht Li für das klare Sehen, damit im menschlichen Körper für das Auge. Im Bereich der Innenorgane repräsentiert Li das Herz.

Im Bereich der Pathologie regiert das Trigramm Herz-Kreislaufprobleme, Beschwerden im Bereich des Dünndarms, der Zunge und natürlich der Augen. Da Li für Hitze steht, repräsentiert es gesundheitliche Störungen, die mit Hitze assoziiert sind, wie Fieber, Entzündungen und Hautrötungen. Im geistig-psychischen Bereich steht es für Hysterie, Manie und alle Formen des Wahns.

Da der Mensch ein Zuviel an Hitze im Körper besitzt, ist seine Lebenserwartung tendenziell eher gering.

4. Zhen – Donner, das Bewegende ☳

Das Zeichen besteht aus einer starken Yang-Linie am Grund, auf dem sich zwei Yin-Linien befinden. Die beiden Yin-Linien auf einer Yang-Linie repräsentieren eine gewisse Unstetigkeit, „Flattern" oberhalb des festen Grundes. Innerhalb der fünf Wandlungsphasen gehört das Trigramm Zhen zur Wandlungsphase Holz.

Der Mensch, der dem Trigramm Zhen zugeordnet ist, zeigt Eigenschaften wie Spontaneität, Schnelligkeit, aber auch Übersensibilität, dynamische Energie, Abruptheit, innere Unruhe. Er ist tendenziell reizbar und impulsiv.

Im Körper steht Zhen für den Fuß, da der Fuß für Bewegung sorgt, und für die Galle. Da Zhen zur Wandlungsphase Holz gehört, sind die wesentlichen Erkrankungen, die mit Zhen assoziiert sind, Leber-Galle-Erkrankungen, schmerzhafte Erkrankungen im Bereich des Bewegungsapparates, Störungen der Motorik, Nervenschmerzen, Allergien und Bluthochdruck.

Aufgrund seiner hohen Aktivität und Impulsivität hat der Mensch, der zum Trigramm Zhen gehört, eine relativ kurze Lebenserwartung.

5. Sun – Wind, das sanft Durchdringende ☴

Das Trigramm Sun ist das Umkehrtrigramm zu Zhen. Es steht damit für ähnliche und doch konträre Eigenschaften im Vergleich zu Zhen. Zwei Yang-Linien befinden sich auf einer Yin-Linie. Damit kann Yin sich nur sanft bewegen. Sanftes Bewegen durchdringt alles ähnlich dem Wind. Sun gehört wie Zhen zur Wandlungsphase Holz.

Menschen, die zum Trigramm Sun gehören, sind anpassungsfähig, duldsam, flexibel und geschmeidig. Innerhalb des Körpers steht Sun für den Oberschenkel, da der Oberschenkel dem sich bewegenden Fuß folgt. Im Bereich der Innenorgane ist Sun der Leber zugeordnet. Von der Krankheitsdisposition her dominieren Leber-Galle-Erkrankungen wie bei Zhen, die Nervenbelastung liegt vorwiegend im Bereich des Parasympathikus, während sie bei Zhen im Sympathikus liegt. Die Genesung erfolgt langsam aber stetig. Im Bereich der Psyche steht Sun für Kummer, unterdrückten Frust und Sorge.

Aufgrund der Disposition zu nervlicher Überbelastung hat der Mensch, der zum Trigramm Sun gehört, wie der Typ des Zhen eine relativ kurze Lebenserwartung.

6. Kan – Wasser, das Tiefgründige ☵

Das Trigramm Kan ist das Umkehrtrigramm zu Li. Zwei Yin-Linien umgeben eine Yang-Linie. Wasser ist hohes Yin, es ist weich, besitzt jedoch gleichzeitig übernatürliche zerstörerische Kräfte. Es ist nicht unbeweglich, sondern immer zumindest leicht in Bewegung, Es fließt oder strömt. Diese Bewegung und die dadurch bedingte Kraft des Wassers werden repräsentiert durch eine Yang-Linie in der Mitte. Im Rahmen der fünf Wandlungsphasen gehört Kan zu Wasser.

Kan steht im menschlichen Körper für das Ohr, da Yang in der Mitte, d. h. im Innern liegt, der Weg nach draußen frei ist. Damit ist die Hörfähigkeit des Menschen symbolisiert. Unter den Organen gehört Kan zur Niere.

Der Mensch, der dem Trigramm Kan zugeordnet ist, ist ein ruhiger Denker, er ist tiefgründig, neigt zu Depressionen, sein Charakter ist undurchsichtig und birgt eine gewisse Gefahr für andere in sich.

Da Kan dem Wasser zugeordnet ist, neigt der Patient am ehesten zu Erkrankungen im Bereich von Nieren, Blase und des gesamten urogenitalen Systems und der Knochen. Die Niere regiert das Blut, daher neigt der Patient zu Blutkrankheiten, Blutstase, Ansammlungen von Wasser, damit auch zu Intoxikationen, da Gifte nicht ausgeschwemmt werden können. Weitere potenzielle Schwachstellen sind Ohren und Zahnfleisch.

Im geistig-psychischen Bereich neigt der Mensch des Kan zu Depressionen, Ängsten, Phobien, Spannungen und Ängstlichkeit.

Aufgrund seiner relativen inneren Ruhe besitzt der Patient eine hohe Lebenserwartung.

7. Gen – Berg, das Stillhalten ☶

Eine Yang-Linie ist gestützt auf zwei Yin-Linien. Das Zeichen steht für Festigkeit, Stillhalten, Stabilität, damit auch für Bewegungslosigkeit, Stockung. Im Rahmen der fünf Wandlungsphasen gehört der Berg zur Erde. Da Berge hoch sind, steht das Trigramm Gen innerhalb des Organismus für Störungen, die sich im oberen Bereich befinden, also für Schulter-Nacken-Probleme, aber auch für Gelenkbeschwerden allgemein, für Störungen der Elemente, die dem Körper Stabilität verleihen. Auch Resistenzen innerhalb des Körpers, d. h. Tumorbildungen und Schwellungen gehören zu Gen. Da das Trigramm Gen für Festigkeit und Stillhalt steht, repräsentiert es im Körper die Hand.

Der Mensch, der zum Trigramm Gen gehört, besitzt äußere und innere Stabilität, er hat daher eine hohe Lebenserwartung entsprechend dem Typ Kun.

8. Kun – Erde, das Empfangende ☷

Das Trigramm besteht aus drei Yin-Linien, es repräsentiert höchstens Yin, damit das Hingebende, Empfangende. Kun ist innerhalb der fünf Wandlungsphasen der Erde zugeordnet. Der Mensch, der dem Trigramm Kun zugeordnet ist, vereinigt Charaktereigenschaften auf sich wie Bescheidenheit, Zurückgezogenheit, Zufriedenheit, Ausgeglichenheit, Nachgiebigkeit, Passivität, Ausdauer. Die Erde kann Inhalte speichern, daher ist Kun innerhalb des Organismus dem Bauch (Abdomen) zugeordnet. Der Bauch repräsentiert das Zentrum unseres Organismus, wie die Erde das Zentrum unseres Lebens darstellt. Aus dieser Zuordnung ergeben sich Dispositionen für Erkrankungen des Verdauungstraktes im Bereich von Magen, Pankreas und Dünndarm. Der Patient neigt zu Verdauungsproblemen, Resorptionsstörungen, Blähungen, Diarrhö, Ödemen. Im Bereich des psychisch-emotionalen Bereichs zeigt der Patient am ehesten Neigung zu Melancholie bis hin zu Depressionen. Aufgrund seiner inneren Ruhe besitzt der Typ Kun eine hohe Lebenserwartung.

2.3 Die Zuordnung der Trigramme zu den fünf Wandlungsphasen

Die Trigramme lassen sich zusammenfassen und einordnen in die fünf Wandlungsphasen:

Holz	Feuer	Erde	Metall	Wasser
Donner Wind	Feuer	Erde Berg	Himmel See	Wasser See

Die Besonderheit hier ist die doppelte Zuordenbarkeit des Trigramms See (Dui) zu Metall und Wasser. Es gilt als so hart wie Metall und es ist See, also Wasser, und ebenso salzig wie dieses. Für die Medizin gilt tendenziell eher die Zuordnung zum Wasser, für das Feng Shui ist die Zuordnung zum Westen und zur Wandlungsphase Metall wichtig.

Durch die Zuordenbarkeit zu den Wandlungsphasen ergeben sich entsprechende Persönlichkeitsbilder, die auch zum Vorbild für die Persönlichkeitsbilder aus dem Lingshu (64) wurden:

Holz (Wind ☴ Donner ☳) – Leber / Galle – Ärger Nu 怒

Die Persönlichkeit, die zum Holz gehört, umfasst die sanfte Wind-Persönlichkeit und die bewegende Yang-Persönlichkeit des Donners. Der Ärger umfasst nun ebenfalls zwei Aspekte; den gelebten Ärger, der sich nach außen in Form heftiger Zornesausbrüche manifestiert, die dem Beben des Donnergrollens ähneln, mit Rötung des Gesichts, Herzrasen und Blutdruckanstieg. Der zweite Aspekt ist die unterdrückte Wut, die Wutlosigkeit, die Unfähigkeit, Wut, Zorn, Unmut zum Ausdruck zu bringen. Beide Persönlichkeiten reagieren unterschiedlich auf Situationen, in denen ihnen buchstäblich „eine Laus über die Leber gelaufen" ist. Der Choleriker, der Donnermensch, bringt die Wut nach draußen zum Ausdruck, der andere Wind-Mensch zieht sich in sich zurück, funktioniert getrieben in Fremdbestimmung und wird depressiv.

Physiognomie: Blasse Hautfarbe oder rot, kleiner länglicher Kopf, breite Schultern, gerade gewachsen, sehnig drahtig.

Gesamtpersönlichkeit: Sprunghaft, unentschlossen, beginnt viele Projekte, geistig rege, jedoch sehr emotional gesteuert.

→ **Der Choleriker, der Depressive**

Frühjahr und Sommer sind gute Jahreszeiten für seine Gesundheit, Herbst und Winter dagegen sind eher Jahreszeiten für das Entstehen körperlicher Beschwerden.

Feuer (Li ☲) – Herz – die Freude Xi 喜

Das Herz speichert mit seinem Yin-Aspekt die Freude ebenso wie den Geist (Shen), das Bewusstsein des Menschen. Die Freude beschreibt den heiteren Aspekt, die Freude an den Dingen und über sie, nicht konkret, vielmehr permanent innewohnend. Ausdruck der Freude wie des klaren Bewusstseins sind strahlende Augen, im positiven Sinne „hüpft das Herz im Leib" oder der Mensch „trägt die Freude im Herzen", wenn er ein sonniges Gemüt besitzt. Übermaß an Freude verstellt allerdings den Blick für die Realität, macht hemmungslos, euphorisch, führt zu Manie und Hysterie und manifestiert sich häufig in unmotiviertem und unangebrachtem Lachen. All dies ist Ausdruck fehlender Kontrolle durch das Herz, genauer, des Yin-Aspektes des Herzens, der Herz-Yin- oder Herz-Blut-Leere.

Physiognomie: Tendenziell rote Gesichtsfarbe, stämmiger Körperbau, gut definiert mit starken Rückenmuskeln, kleine Hände und Füße, kräftiger Schritt.

Gesamtpersönlichkeit: Intelligenz, Tendenz zur Eitelkeit, jedoch keine besondere Affinität zu materiellen Gütern. Neigung zu Misstrauen, Unruhe und Hektik. Die Lebenserwartung ist aufgrund des hohen Yang-Anteils und der Hektik eher niedrig.

→ **Der Hektiker, Sanguiniker**

Sommer und Frühjahr sind gut, Herbst und Winter der Gesundheit eher abträglich.

Erde (Erde ☷ Berg ☶) – Magen / Milz – das Denken Si 思

Zur Erde gehört auch die Stabilität, wie aus der Symbolik des Trigramms Berg hervorgeht. Stabilität erfordert klares analytisches Denken. Das Denken erfolgt, wie das ursprüngliche Zeichen für Si zeigt, über Herz und Gehirn. Anders als die Willenskraft Zhi ist das Denken nicht zielgerichtet. Mangelnde Zielgerichtetheit kann zu geistigen Verstrickungen, zu Grübeln und Sinnieren führen. Grübeln und Sinnieren, auch Sorgen, verlagern die Energie von der Mitte nach oben in den Kopfbereich, Folge dessen sind Verdauungsstörungen, Magenbeschwerden, mitunter Blähungen und Übelkeit sowie unterschiedliche Stuhlqualitäten auf der einen, Schlafstörungen und Desorientiertheit auf der anderen Seite. Sie machen letztlich misslaunig und depressiv.

Physiognomie: Blasser Teint, großer Kopf und rundes Gesicht, gut ausgebildete Schultern, Neigung zur Ausprägung eines Bauches, die unteren Extremitäten sind gut ausgebildet und stämmig. Tendenziell ausgeglichene Fettverteilung, Hände und Füße sind klein, stabiler kraftvoller Gang.

Gesamtpersönlichkeit: Ruhig, hilfsbereit, gruppenfähig, Treue, Geradlinigkeit und Aufrichtigkeit gehören zu seinen Charaktereigenschaften. Schwierigkeiten fürchtet er nicht.

→ **Der Denker, der Stoiker**

Die Lebenserwartung ist aufgrund des hohen Yin-Anteils hoch.

Wärme und Hitze des Sommers sind ihm abträglich, Herbst und Winter kommen ihm entgegen.

Metall (Himmel ☰) – Lunge / Dickdarm – die Trauer Bei 悲

Die Trauer ist das Gegenteil der Freude. Jedes schöne Erlebnis endet und es gilt, „schweren Herzens" loszulassen. Jedes Leben endet im Tod und es gilt, Abschied zu nehmen. Tiefe Trauer über den Verlust äußert sich in Schluchzen und Seufzen. Trauerarbeit muss jedoch geleistet werden, da diese Regungen und Äußerungen die Psyche befreien. Nicht verarbeitete und überwundene Trauer führt allerdings zu Trübsinn, der Betroffene zieht sich zurück, verliert seine Lebenslust, den offenen Kontakt zu seiner Umwelt.

Physiognomie: Alabasterfarbener Teint, flache Körperstatur mit kleinem Kopf, schmale Schultern und flacher Rücken und Bauch. Stabile Fersen, schnelle leichtfüßige Bewegungen.

Gesamtpersönlichkeit: Ordnungsliebend, vom Wesen her eher hektisch, kann jedoch auch in Passivität verharren. Reaktionen können mitunter heftig ausfallen, obwohl er durchaus selbstbeherrscht ist. Mentale Stabilität und Unerschütterlichkeit, hervorragendes Urteilsvermögen.

→ **Der Melancholiker**

Kälte von Herbst und Winter sind ihm zuträglich, Sommer und Frühjahr sind die Jahreszeiten, in denen er bevorzugt erkrankt.

Wasser (Wasser ☵ See ☱) – Niere / Blase – Willenskraft Zhi 志 und Angst Kong 恐

Wasser ist still, aber auch tief, tiefgründig, gefährlich und als Strom auch stark. Aus dieser Zuordnung des Trigramms Kan und des Wassers zur Niere ergaben sich die Zuständigkeit der Niere für die Willenskraft auf der einen und die Angst auf der anderen Seite. Die Niere ist Yin und Yang in einem. Das Yang der Niere steht nun für die gezielte Ausrichtung des Bewusstseins, die Willenskraft, das Yin für die Ängstlichkeit oder – positiv formuliert – die Umsicht und Vorsicht. Kong steht für die Angst des Versagens, die Aufgaben nicht lösen zu können, den Anforderungen nicht gerecht zu werden. Auch phobische Ängste gehören dazu. Die Angst kann sich auf die Funktionen des ganzen Urogenitaltraktes auswirken, Symptome wie Reizblase, Enurese, Inkontinenz, bei Männern auch Impotenz und Erektionsstörungen, können Folge dieses Nieren-Aspektes sein. Das Absacken der Energie in den Urogenitaltrakt führt dann zusätzlich zu einem energetischen Defizit im Bereich des Gehirns, also zu Konzentrationsstörungen oder auch zu Ohrgeräuschen. Der Ängstliche, dem die „Dinge leicht an die Nieren gehen", neigt zu Nachtschweiß, traumreichem Schlaf, Herzklopfen, innerer Unruhe und Nervosität.

Physiognomie: Teint leicht grau überzogen, trockene Haut mit Neigung zur Fältchenbildung, hohe Wangenknochen, schmale Schultern, relativ großer Leib, Hände und Füße sind gern in Bewegung, Rücken und Wirbelsäule wirken langgezogen.

Gesamtpersönlichkeit: Kultiviert, klarer Denker, mental ruhig und stabil, das Denken und Handeln orientiert sich an ethischen Gesichtspunkten, er zeigt weder schüchternes noch forsches Auftreten. Einerseits aufrichtiges Verhalten, andererseits auch undurchsichtig abgründig bis unaufrichtig. Der Wasser-Mensch ist ein Meister der Täuschung.

→ **Der Willensstarke, der Egozentriker**

Aufgrund des hohen Yin-Anteils ist die Lebenserwartung hoch. Herbst und Winter sind günstige Jahreszeiten, Krankheiten treten meist in Frühjahr und Sommer auf.

3. Das Hexagramm als Spiegel des Menschen

Dass ein Hexagramm symbolisch Abbild des menschlichen Körpers sein kann, ergibt sich direkt aus der Anschauung, dass ein Hexagramm Abbild von Himmel und Erde ist, der Mensch ein Produkt von Himmel und Erde, also ein Mikrokosmos im Makrokosmos ist. Zum anderen verweisen bestimmte Hexagramme bzw. deren Texte und die Texte zu ihren Wandlungslinien auf den verschiedenen Stufen direkt auf bestimmte Körperregionen. Hierzu gehören etwa die Hexagramme 27 und 31. Bildlich dargestellt stehen die einzelnen Linien für folgende Körperregionen und Organe:

Linie	Entsprechung
6	Hals, Kopf
5	OE: Herz, Lung, Schulter, Thorax
4	ME: Galle, Leber, Milz, Pankreas, Jejunum, Colon Transversum
3	UE: Niere, Blase, Uterus, Ileum
2	Äußere Genitalien, Lende, Sigmoid, Beine
1	Füße

OE: Oberer Erwärmer, ME: Mittlerer Erwärmer, UE: Unterer Erwärmer (die drei – künstlich festgelegten – Abschnitte des menschlichen Organismus, als Einheit „Dreifach Erwärmer" genannt)

3.1 Die Beurteilung

Für die Beurteilung einer Hexagrammaussage ist zunächst die Beziehung der Linien untereinander von Bedeutung.

Bei den Linien wird der Tradition der Yijing-Kommentare entsprechend die Position jeder Linie innerhalb des Hexagramms betrachtet sowie das Verhältnis bestimmter Linien untereinander innerhalb des Hexagramms. Bei der Strichrechnung zählt die unterste Linie als 1, die oberste als 6.

Die Einzellinien können zunächst korrekte oder inkorrekte Positionen einnehmen. Die Position einer Yin-Linie gilt dann als korrekt, wenn sie auf Position 2, 4, oder 6 steht, denn diese Zahlen sind gerade und damit Yin-Zahlen. Entsprechend stehen Yang-Linien auf korrekter Position, wenn sie auf 1, 3 oder 5 stehen, also eine Position mit ungerader Zahl bekleiden. Entscheidend für die Beurteilung eines Gesamthexagramms ist zudem das Verhältnis korrekter und unkorrekter Linien. Ein Hexagramm, bei dem gar keine oder nur eine Linie eine korrekte Position einnimmt, deutet auf Schwierigkeiten oder Bedrängnis, im medizinischen Sinn auf extreme körperliche und / oder geistige Schwäche. Stehen im Gegensatz dazu im Extremfall alle Linien auf korrekter Position, ist ein Zustand erreicht, der ein Übermaß andeutet und bereits wieder nach Wandel sucht. Dies ist z. B. der Fall bei Hexagramm 63 „Die Vollendung“[4]. Aus diesem Grund steht dieses Hexagramm auch nicht am Ende des I Ging als letztes Hexagramm, sondern als Vorletztes. Es leitet damit seinen eigenen Wandel ein.

Daneben kann eine einzelne Linie auf korrekter Position für diese Position zwar Korrektheit, gleichzeitig aber auch schon einen kleinen Überschuss andeuten. Entsprechend muss die inkorrekte Position einer Einzellinie nicht direkt als Schwäche interpretiert werden. Wichtig ist die Korrespondenz mit den umgebenden Linien auf höherer oder tiefer liegender Position und vor allem die Korrespondenz mit ihrer Entsprechungslinie:

Innerhalb eines Hexagramms werden bestimmte Linien zueinander in Beziehung gesetzt. Man unterscheidet zwei Arten der Beziehungen zwischen Linien, die Entsprechung (Ying) und den Zusammenhalt (Bi).

Für die Ermittlung der Entsprechung werden Linien aus dem unteren und oberen Trigramm zueinander in Beziehung gesetzt. Das bedeutet, es stehen in der Entsprechungsbeziehung zueinander die Linien 1 und 4, 2 und 5 und 3 und 6:

Entsprechungsbeziehung der Linien:

1 ↔ 4
2 ↔ 5
3 ↔ 6

---

[4] Der chinesische Name Ji Ji wird deshalb meist übersetzt mit „Nach der Vollendung“.

Sind die Positionen jeweils von Linien unterschiedlicher Qualität besetzt, dann besteht zwischen ihnen ein ausgeglichenes Verhältnis, also Harmonie oder Entsprechung (Cheng Ying). Sind sie von Linien gleicher Qualität besetzt, fehlt die Entsprechung (Bu Ying).

Bei der Beurteilung des Zusammenhalts werden benachbarte Linien in ihrem Yin-Yang-Verhältnis zueinander betrachtet. Sind sie unterschiedlicher Qualität, besteht guter Zusammenhalt, sind sie gleicher Qualität, ist das Yin-Yang-Verhältnis gestört (Bu Bi). Im medizinischen Sinne gedeutet steht guter Zusammenhalt zwischen benachbarten Linien für reichlich gesundes Qi und Harmonie von Yin und Yang. Entsprechend bedeutet eine Ansammlung von Linien gleicher Qualität Schwäche und Disharmonie von Qi und Blut oder eine Art Stockung (s. o. 3. „Das Hexagramm als Spiegel des Menschen"). Die Lokalisation einer solchen Stockung innerhalb des Hexagramms kann dabei die Lokalisation derselben innerhalb des menschlichen Organismus angeben.

4. Wie ergeben sich Psyche und Charakter aus dem Hexagrammbild?

Ein Psychogramm ergibt sich aus verschiedenen Einzelkriterien. Zunächst ist die energetische Legende des Hexagramms als Ganzes von Bedeutung. Mehr als zwei Linien der gleichen Qualität bedeuten Stockung, ein deutlicher Überschuss an Yang-Linien bedeutet Sympathikotonus, Anspannung oder Gefangensein, die Hintereinanderschaltung von Yin-Linien steht für energetische Leere, Adynamie und Vagotonus. Als Nächstes bildet das Wesen der übereinander geschalteten Trigramme ein bedeutendes Kriterium sowie die Art der Übereinanderschaltung. Die Lesung des Hexagramms erfolgt stets von unten (inneres Trigramm) nach oben (äußeres Trigramm). Beurteilt werden auch die Zugehörigkeit der Trigramme zu den Wandlungsphasen und deren Eigenschaften. Die Einzelpositionen der Linien, ihre Angemessenheit und ihre Beziehungen zu den Nachbarlinien sind ein weiteres Kriterium für die Aussage des Hexagramms. Damit haben wir folgende Beurteilungskriterien, die im Hexagramm selbst liegen:

- Die energetische Gesamtkonstellation des Hexagramms
- Die Positionsverteilung der Yin-Yang-Linien
- Das Wesen der Einzeltrigramme
- Die Art ihrer Übereinanderschaltung
- Die Zugehörigkeit der Trigramme zu den Wandlungsphasen

Als letztes aber umso wichtigeres Beurteilungskriterium kommt die Aussage des Bildtextes, die Interpretation der Symbolik des Hexagramms, in die Beurteilung hinein, denn ohne diese ist der Originalgedanke zum Hexagramm nicht erfassbar.

Die 64 Hexagramme

䷀	01	Das Schöpferische	乾	Qian
䷁	02	Das Empfangende	坤	Kun
䷂	03	Der Beginn	屯	Tun
䷃	04	Die jugendliche Torheit	蒙	Meng
䷄	05	Das Abwarten	需	Xu
䷅	06	Der Streit	訟	Song
䷆	07	Die Armee	師	Shi
䷇	08	Das Zusammenhalten	比	Bi
䷈	09	Die kleine Aufzucht	小畜	Xiao Xu
䷉	10	Das Auftreten	履	Lü
䷊	11	Der Friede	泰	Tai
䷋	12	Die Stockung	否	Pi
䷌	13	Gemeinschaft mit anderen	同人	Tong Ren
䷍	14	Großer Besitz	大有	Da You
䷎	15	Die Bescheidenheit	謙	Qian
䷏	16	Die Begeisterung	豫	Yü
䷐	17	Die Nachfolge	隨	Sui
䷑	18	Der Verfall	蠱	Gu
䷒	19	Die Annäherung	臨	Lin
䷓	20	Die Betrachtung	觀	Guan

䷔	21	Das Durchbeißen	噬嗑	Shi He
䷕	22	Die Anmut	賁	Bi
䷖	23	Das Abschälen	剥	Bo
䷗	24	Die Wiederkehr	復	Fu
䷘	25	Die Unschuld	无妄	Wu Wang
䷙	26	Die große Aufzucht	大畜	Da Xu
䷚	27	Das Ernähren	頤	Yi
䷛	28	Der große Überfluss	大過	Da Guo
䷜	29	Der Abgrund	坎	Kan
䷝	30	Das Haftende	離	Li
䷞	31	Die Anziehung	咸	Xian
䷟	32	Die Dauer	恆	Heng
䷠	33	Der Rückzug	遯	Dun
䷡	34	Des Großen Macht	大壯	Da Zhuang
䷢	35	Der Fortschritt	晉	Jin
䷣	36	Die Verfinsterung des Lichts	明夷	Ming Yi
䷤	37	Die Familie	家人	Jia Ren
䷥	38	Die Entfremdung	睽	Kui
䷦	39	Die Gefahr	蹇	Jian
䷧	40	Die Lösung	解	Jie
䷨	41	Der Verlust	損	Sun
䷩	42	Der Gewinn	益	Yi

䷪	43	Die Entscheidung	夬	Guai
䷫	44	Die Berührung	姤	Gou
䷬	45	Die Sammlung	萃	Cui
䷭	46	Ds Emporsteigen	升	Sheng
䷮	47	Die Bedrängnis	困	Kun
䷯	48	Der Brunnen	井	Jing
䷰	49	Die Umwälzung	革	Ge
䷱	50	Der Tiegel	鼎	Ding
䷲	51	Das Beben	震	Zhen
䷳	52	Das Stillhalten	艮	Gen
䷴	53	allmählicher Fortschritt	漸	Jian
䷵	54	Das heiratende Mädchen	歸妹	Gui Mei
䷶	55	Die Fülle	豐	Feng
䷷	56	Die Wanderung	旅	Lü
䷸	57	Das Durchdringende	巽	Sun
䷹	58	Die Freude	兑	Dui
䷺	59	Die Auflösung	渙	Huan
䷻	60	Die Beschränkung	節	Jie
䷼	61	Innere Wahrhaftigkeit	中孚	Zhong Fu
䷽	62	Übergewicht des Kleinen	小過	Xiao Guo
䷾	63	Die Vollendung	既濟	Ji Ji
䷿	64	Vor der Vollendung	未濟	Wei Ji

Der Hexagramm-Schlüssel

OBERES TRIGRAMM ▷ / UNTERES TRIGRAMM ▽	QIAN ☰	ZHEN ☳	KAN ☵	GEN ☶	KUN ☷	SUN ☴	LI ☲	DUI ☱
QIAN ☰	1	34	5	26	11	9	14	43
ZHEN ☳	25	51	3	27	24	42	21	17
KAN ☵	6	40	29	4	7	59	64	47
GEN ☶	33	62	39	52	15	53	56	31
KUN ☷	12	16	8	23	2	20	35	45
SUN ☴	44	32	48	18	46	57	50	28
LI ☲	13	55	63	22	36	37	30	49
DUI ☱	10	54	60	41	19	61	38	58

Legende	QIAN	ZHEN	KAN	GEN	KUN	SUN	LI	DUI
	乾	震	坎	艮	坤	巽	離	兑
	Himmel	Donner	Wasser	Berg	Erde	Wind	Feuer	See

5. Die Psychogramme der 64 Hexagramme

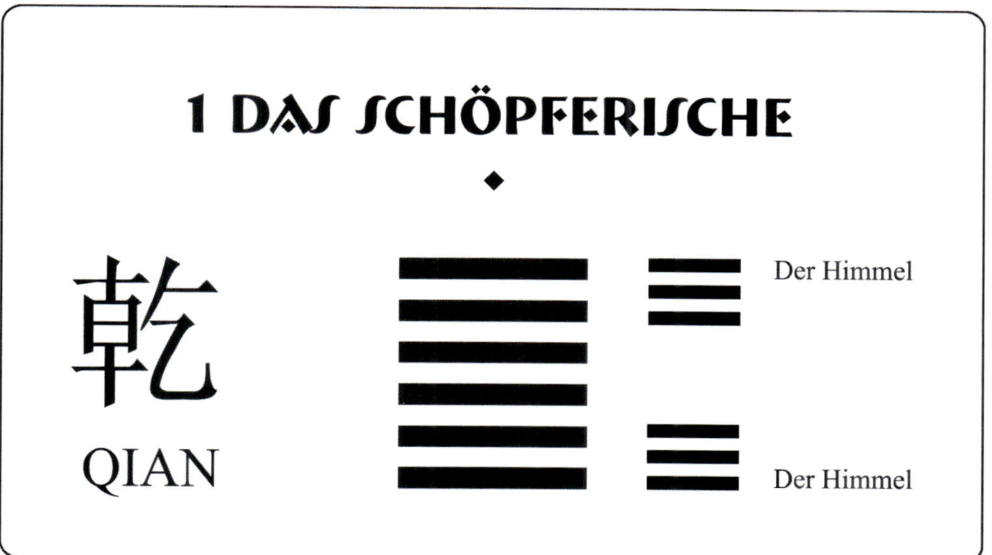

Abb.: 1 Das Schöpferische

Der Typ Qian – Hexagramm 1

Der Typ Qian ist zunächst ein Mensch, dessen Handeln und Fühlen vornehmlich kopfgesteuert ist. Viele gesundheitliche Störungen sind daher nur in seiner Vorstellung präsent, seine ausgeprägte Neigung zur Hypochondrie rührt daher. Das Zentralnervensystem des Menschen und insbesondere sein Vegetativum sind stets in irgendeiner Form überlastet und im Ungleichgewicht. Der Mensch ist überspannt, versteckt dominant durch sein Geschick, andere an sich zu binden, ihre Aufmerksamkeit durch Klagen über allerlei Beschwerden auf sich zu lenken. Er leidet an großer Betrübnis, an Freudlosigkeit und der Vorstellung, ungeliebt zu sein. Dabei ist er lächerlich argwöhnisch und eifersüchtig. Traurigkeit, Schwermut, die Neigung zu Tränen und äußerste Reizbarkeit prägen das psychische Bild. Dingen, die Freude machen könnten, steht er gleichgültig gegenüber. Alles beunruhigt ihn, die quälenden Gedanken lassen auch in der Nacht nicht los.

Der Mensch ist eingezwängt in seiner Welt, in seinen Vorstellungen, er kann nicht loslassen, nicht von seinen Ideen, auch nicht von Menschen, die er liebt und von denen er geliebt werden will. Widerspruch verträgt er nicht, auf Kritik reagiert er mit Unverständnis und schnell beleidigt. Auch Ängste nehmen einen breiten Raum ein, mit bedingt durch seine Neigung zur Hypochondrie. Ängste, krank zu sein, krank zu werden, ein Krebsleiden zu haben, die Liebe seiner Angehörigen zu verlieren oder auch vor Unfällen und dem Verlust geliebter Menschen. Diese Ängste können letztlich auch zur Verzweiflung führen.

Das Charakterbild des Typs Qian ist geprägt von Egoismus und dem Wunsch, andere in seinem Sinn zu lenken, beruflich und privat. Er kann entweder wenig Selbstvertrauen oder ein gehörig Maß an solchem besitzen. Führungsqualitäten und Kreativität gehören in das Bild des Qian-Typs und damit verbunden ist durchaus auch beruflicher Erfolg. Dieser kann auch daher rühren, dass er sehr pflichtbewusst ist, er versucht, seinen Verpflichtungen nachzukommen, seine Arbeit gewissenhaft, exakt und ohne Ausschweife zu verrichten. Er steckt zeitweise voller Tatendrang, bleibt jedoch nicht selten in der Planung stecken durch ein Zuviel an Gedanken. Anderen gegenüber ist er durchaus großzügig. Hinter finanzieller Großzügigkeit steckt teilweise auch wieder der Wunsch, sich Sympathie und Zuneigung zu erkaufen. Große Gewalt- und Wutausbrüche sind dagegen seine Sache nicht, vielmehr frisst er die Dinge in sich hinein, oder lässt Tränen sprechen oder er reagiert auf seine, für andere eher unerwartete, Weise. Sein Wunsch, seine Ideen durchzusetzen, intellektuell wie emotional, kann durchaus zerstörerische oder selbstzerstörerische Züge annehmen, weshalb er durchaus auch bereit ist, das eigene Ableben als letztes Mittel der Wahl einzusetzen. Sein emotionales Kostüm prädestiniert den Qian-Typen zu Wasseransammlungen und Obstipation als Manifestation der Unfähigkeit, loszulassen. Kopfsymptome wie Kopfschmerzen, rotes Gesicht, Schwindel, Nervenschmerzen im Gesichtsbereich sowie Kloßgefühl, Verschleimung und Brennen im Hals sind Ausdruck dessen, dass sich die Spannung im Kopfbereich konzentriert. Bluthochdruck mit auffällig hohen diastolischen Werten und die schwierige Blutdruckkontrolle sind Ausdruck des chronisch erhöhten Sympathikotonus und des „Herzeleids“, das sich der Mensch selbst durch seine Eifersucht und Anspannung bereitet. Lungensymptome wie Husten, Bronchitiden und Kurzatmigkeit gehören in das pathologische Bild ebenso wie Herzstiche.

Häufige gesundheitliche Störungen: Sympathikotonus, Atembeschwerden, Obstipation

Homöopathisches Umstimmungsmittel: Kalium carbonicum, Arsenicum album

Antidot: Hexagramm 2

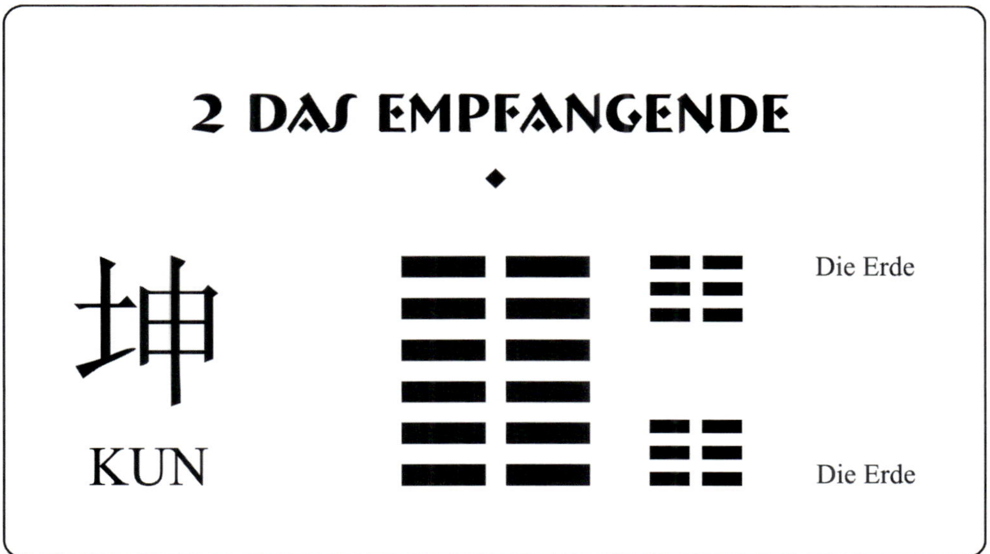

Abb.: 2 Das Empfangende

Der Typ Kun – Hexagramm 2

Hexagramm 2 ist das Umkehr-Hexagramm zu Hexagramm 1. Was das psychische Bild angeht, so sind jedoch beide nicht ganz gegensätzlich, sondern einige Eigenschaften des Qian finden sich auch im Kun wieder.

Zunächst ist der Kun-Typ ein großer Grübler, der gern in Gedanken versinkt und sich dort auch verliert, woraus sich eine gewisse Desorientiertheit und mangelnde Zielgerichtetheit ergibt. Der Kun-Typ macht sich um alles und jeden Sorgen und weiß nicht genau, wohin er selbst will. Er lässt sich eher treiben, Ehrgeiz und Zielstrebigkeit sind nicht das, was ihn zur Aktivität anregen kann. Ihm fehlt im Gegenteil jeglicher Antrieb, es mangelt ihm an einer gewissen Erdung und Standfestigkeit. Er ist unsicher und ängstlich, gerät er unter Stress, ist er schnell „durch den Wind". Durch seine Unsicherheit ist er leicht beeinflussbar und geneigt, Anregungen anderer und Strömungen widerstandslos nachzufolgen. Im sozialen Kontakt hält er sich gern bescheiden im Hintergrund, ergreift selten das Wort oder gar die Initiative. Er meidet Streitsituationen, gibt bei Meinungsverschiedenheiten um des Friedens willen lieber nach. Weiter zeichnet sich der Kun-Typ durch eine gewisse Trägheit und Langsamkeit aus, was Unternehmungsgeist und Entschlussfreudigkeit angeht. Er wägt lieber lange ab, fragt andere um Rat, ehe er sich für oder gegen eine Sache entscheidet.

Da er in seinen vielen Gedanken, die er sich Tag und Nacht macht, aber letztlich doch nichts findet, keinen Anker und keinen Schlaf, wird er gern misslaunig und depressiv, zeigt dies aber nicht gegenüber anderen. Menschen, die mit ihm zu tun haben, schätzen seine Aufrichtigkeit und Geradlinigkeit, seine Offenheit und Güte, teilweise auch seine Einfältigkeit, durch die er sich auszuzeichnen scheint. Er zeigt sich großzügig und freundlich, ruhig und besonnen, doch Freude prägt sein Leben nicht. Die Freudlosigkeit, das Sich-Verschließen gegenüber Dingen, die Freude bereiten, entspricht der des Qian-Typs. Schöne Dinge verstehen nicht, sein Inneres zu erwärmen, sie lassen ihn kalt.

Die Langsamkeit und Trägheit des Kun-Typs spiegelt sich auch in seinem Stoffwechselverhalten. Lymphödeme und venöse Stasen sind nicht selten anzutreffen, ebenso wenig Darmträgheit mit vergeblichem Stuhldrang. Das Vergessen der eigenen Bedürfnisse zeigt sich in Durstlosigkeit trotz Mundtrockenheit, Appetitlosigkeit und mangelnder Libido. Die Energie wird vom Bauch zum Kopf gezogen, daraus ergeben sich häufige Blähungen, die nicht abgehen wollen.

Es gärt im Abdomen, Dyspepsie oder Übelkeit sind die Folge. Der Mensch ist „blutlos", was sich in einer gewissen Blässe und Eisenmangel zeigt. Schwindel und Kopfschmerz rühren von übertriebener Gedankenflut, Mangelernährung des Gehirns mit Sauerstoff und Zucker, die wieder Folge der verlangsamten Fließgeschwindigkeit des Blutes sein können oder einer relativen Mangelernährung, wobei der Mensch jedoch im Allgemeinen nicht zur Magerkeit neigt. Trägheit und Bewegungsmangel verstärken den Blutstau und die Neigung zu Kurzatmigkeit.

Häufige gesundheitliche Störungen: Anämie, Stoffwechselstörungen, Lymphödeme

Homöopathisches Umstimmungsmittel: Argentum metallicum

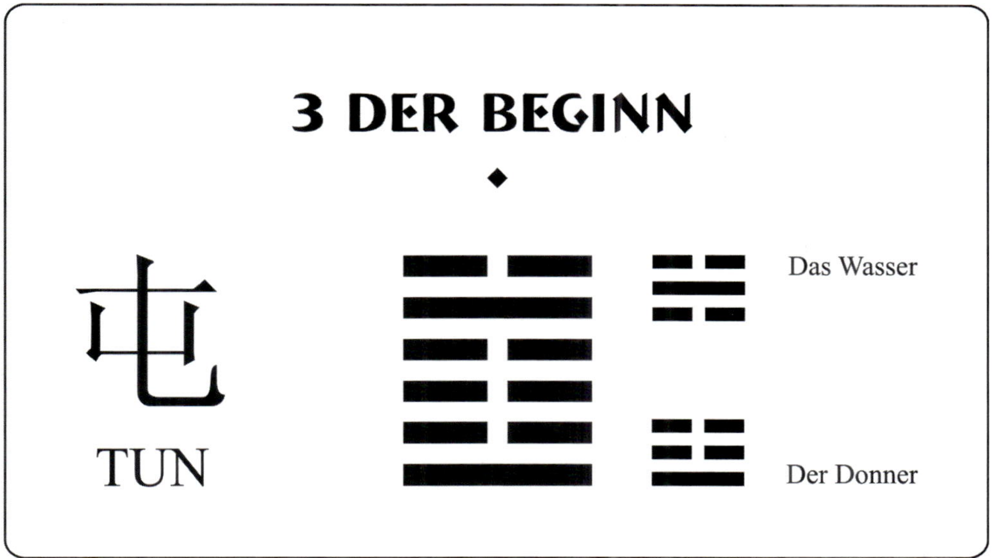

Abb.: 3 Der Beginn

Der Typ Tun – Hexagramm 3

Den Typ Tun treibt eine innere Bewegtheit, er ist sensibel und reizbar, doch ist in ihm keine Tendenz zu Unüberlegtheit im Handeln zu entdecken. Besonnenheit und gründliches Überdenken der Dinge ist seine Maxime bei einer grundsätzlichen Neigung zu heftigen Reaktionen. Eine Neigung zum Zynismus ist dem Charakter nicht abzusprechen. Mitunter abrupt und impulsiv handelnd, sind seine Aktionen nicht immer logisch und folgerichtig und für andere nicht unbedingt nachvollziehbar. Daher hat er das Bedürfnis, immer wieder seine Gedanken zu ordnen. Er befindet sich stets im Fluss, ist stets bereit, Neues zu beginnen, Ideen zu entwickeln, doch bleibt stets eine Unsicherheit, eine Art Versagensangst, die sich wieder auf die Entschlussfreudigkeit hemmend auswirkt. Sein starkes Wasserelement verleiht ihm innere Stärke. Er steht mit beiden Beinen fest auf der Erde und besitzt klaren Verstand, was ihn aber nicht vor Selbstzweifeln schützt. Sein Innovationstrieb, seine Kopflastigkeit zieht die Energie aus dem unteren und mittleren Erwärmer, sodass sich in der Leibesmitte eine relative energetische Leere ergibt. Das bedeutet, dass zum einen das „Bauchgefühl", das spontane Element, ihm eher abgeht. Zum anderen bewirkt dies eine allgemeine energetische Erschöpfung im mittleren Erwärmer mit Neigung zu Blähungen oder Verdauungsstörungen wie Durchfall, die sich vor allem bei Nervosität einstellen. Eine verlangsamte Stoffwechselaktivität kann sich aber auch in Verstopfung manifestieren. Im Allgemeinen ist der Typ Tun jedoch in der Lage, Stresssituationen mit Ruhe und Überlegung zu begegnen. Da er durch sein starkes Wasserelement in der Lage ist, Stress zu kompensieren, sind die typischen Stresssymptome wie Bluthochdruck oder Herzrasen nicht zu erwarten. Sein Aktivitätsdrang kann sich jedoch in Antriebslosigkeit erschöpfen.

Häufige gesundheitliche Störungen: Stoffwechselstörungen im Bereich Leber / Magen / Darm, körperliche Schwäche

Homöopathisches Umstimmungsmittel: Argentum nitricum

Antidot: Hexagramm 4

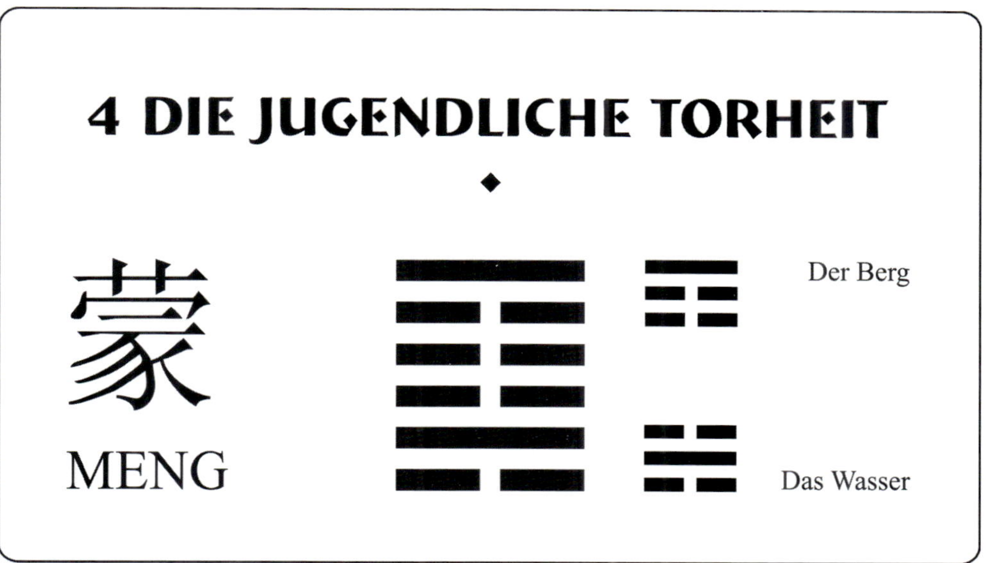

Abb.: 4 Die jugendliche Torheit

Der Typ Meng – Hexagramm 4

Der Charakter des Meng zeichnet sich durch Festigkeit und Entschlossenheit aus, Ruhe und Gleichmut. Er verhält sich gern abwartend, stoisch, es gibt wenig, was ihn erschüttern kann. Unflexibel ist er dennoch nicht, jedoch relativ fest in seiner Meinung, daher schwer manipulierbar, fast stur. Spontaneität und vorschnelles Handeln sind seine Sache nicht, alles folgt der Überlegung. Eine gewisse Reaktionsträgheit zeichnet ihn aus. Mitunter kann ein Zuviel an innerer Festigkeit oder Verfestigung und Überlegung auch zu inneren Blockaden führen und Entscheidungen verhindern. Damit ist die Entschlussfreudigkeit ein Manko, das er aber durch seine geistige Beweglichkeit durchaus auszugleichen vermag. Stress vermag ihn nicht aus dem Gleichgewicht zu bringen, lediglich seine Tendenz, alles zu ergründen und genau zu überdenken kann eine geistige Leere und Erschöpfung nach sich ziehen. Konzentrationsstörungen sind nicht selten.

Seine Stabilität lädt andere ein, ihre Sorgen und Nöte bei ihm abzuladen. Das dürfte am ehesten das sein, was ihm Schulter- und Rückenschmerzen bereiten kann, das Tragen der Last der anderen. Da er ein guter Zuhörer ist, der anderen Halt geben kann, wird er immer wieder in die gleiche Situation geraten. Er wird als Ratgeber gesucht, als Quell der Festigkeit und Hoffnungsgeber.

Auf der körperlichen Seite macht sich das Statische seines Wesens im Verhalt von Wasser in Form von Ödemen oder in verlangsamter Stoffwechselaktivität im Magen-Darm-Bereich bemerkbar. Da ihm die innere Wärme etwas fehlt, fröstelt er leicht und besonders im Bereich des oberen Erwärmers neigt er zu Unterkühlung und dadurch auch zu Bronchialkatarrhen und Atembeschwerden, vor allem bei kaltem Wetter. Seine relativ gute Beweglichkeit auf geistiger Ebene geht ihm auf der körperlichen etwas ab, sodass hier eine kleine Dissonanz entsteht.

Häufige gesundheitliche Störungen: geistige Erschöpfung, Stoffwechselträgheit Venenstau

Homöopathisches Umstimmungsmittel: Carbo animalis

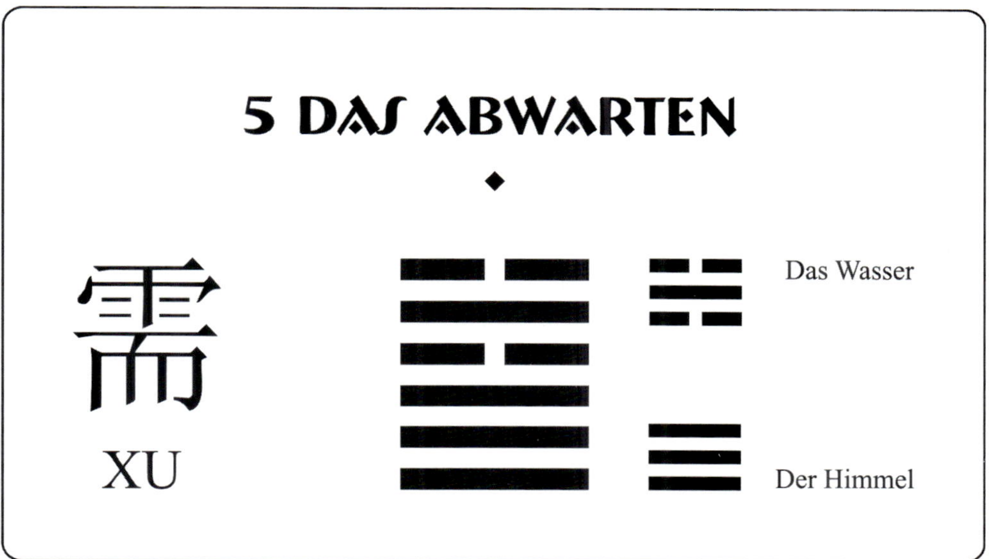

Abb.: 5 Das Abwarten

Der Typ Xu – Hexagramm 5

Der Typ Xu ist ein starker Charakter voller Selbstvertrauen, der es sich gern leistet, die Dinge in ihrer Entwicklung abzuwarten. Hat er eine Entscheidung getroffen, steht diese unerschütterlich fest. Zaudern gibt es für ihn nicht, vorschnelles Handeln ist von ihm ebenfalls nicht zu erwarten. Selbst in Gefahrensituationen behält er die Übersicht, geht mit klarem Blick die Dinge an, lässt sich von seinem Verstand leiten. Daher ergibt sich eine deutliche Kopflastigkeit.

Er lenkt die Dinge gern von außen, nutzt seine Kreativität, Originalität und Führungsstärke, um Weichen zu stellen, den Lauf der Dinge zu bestimmen und zu kontrollieren und ihm auch die von ihm gewünschte Richtung vorzugeben. Seine Strategie des Abwartens und sein starkes inneres Selbstvertrauen können ihm hervorragende Erfolge bringen, sodass es für ihn keinerlei Anlass geben kann, von dieser Strategie abzulassen. Seine Überzeugungskraft und sein klarer Verstand machen ihn zum geeigneten Manager und Verkäufer. Gerät er in eine entsprechende Position, kann Stress allerdings schnell dazu führen, dass er sich auszehrt, sein seelisches Gleichgewicht schnell aus den Fugen gerät. In diesem Fall kann sein Verhalten anderen gegenüber plötzlich auch gefährliche Züge annehmen, jedoch nur in psychischen Extremsituationen. Boshaftes Verhalten gehört unter Normalumständen nicht in sein Charakterbild. In solchen Situationen hat er auch Tendenz, innerlich zu überhitzen, was sich dann in Gesichtsröte oder trockenem Reizhusten zeigen kann.

Den Freuden des Lebens steht er offen gegenüber, schlechte Gedanken und unnötige Sorgen prägen sein Wesen nicht. Die Wartezeit auf die weitere Entwicklung von Situationen verbringt er gern mit Freizeitaktivitäten, die ihn ablenken und ihm Freude bereiten. Er sucht den Kontakt und den Austausch mit anderen Menschen, gern auch im sportlichen Wettstreit, denn Bewegung ist etwas, was er braucht, um sich seine innere Freiheit zu erhalten und sich die Zwangsjacke abzustreifen, in die er sich mitunter gepresst sieht.

Häufige gesundheitliche Störungen: Säfteverlust

Homöopathisches Umstimmungsmittel: Kalium phosphoricum

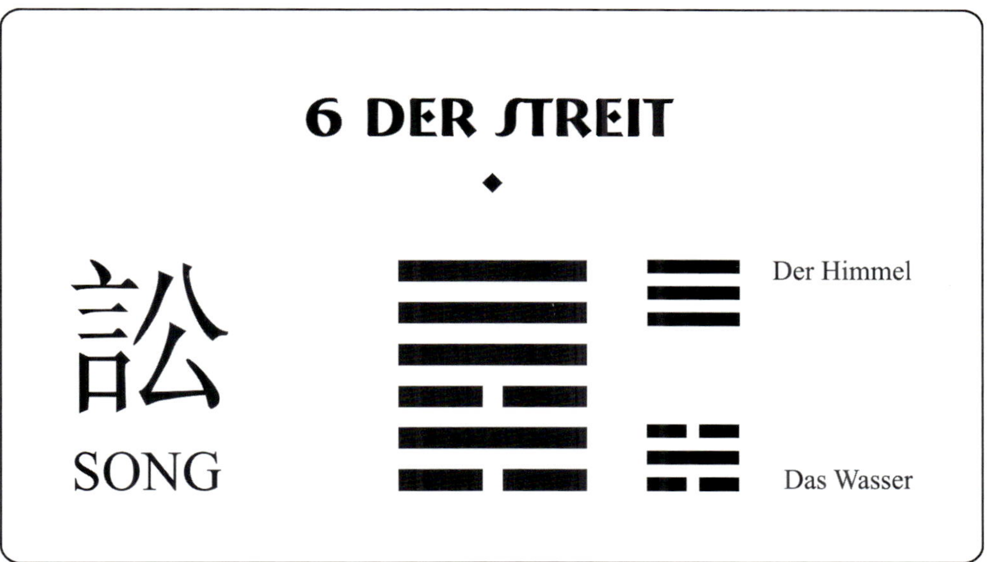

Abb.: 6 Der Streit

Der Typ Song – Hexagramm 6

Der Typ Song ist ein starker Charakter mit viel Selbstvertrauen und Selbstsicherheit. Mit dieser Selbstsicherheit kann er auch mit Gefahrensituationen gut umgehen. Umsicht und Neutralität sind seine Stärken. Nachgiebigkeit, Zurückweichen zur Konfliktvermeidung gehören nicht in seinen Lebensplan. Er stellt sich jeder Situation, er verteidigt seinen Standpunkt, auch wenn er dabei auf Widerstände trifft. Er tut dies mit solcher Konsequenz, dass man es als sein Lebensmotto interpretieren kann. Durch seine unnachgiebige Art und seine Härte in Diskussionen und Verhandlungen stößt er beruflich wie privat immer wieder auf Widerstand, verhärtete Fronten bestimmen die Zusammenarbeit mit Kollegen und das Zusammenleben mit der Familie. Gutgemeinte Ratschläge zu mehr Nachgiebigkeit und weniger Sturheit verhallen ungehört. Seinem Erfolg steht er selbst im Weg, denn eigentlich ist er ein brillanter Denker, ein kluger Kopf und guter Stratege. Er packt die Dinge bei der Wurzel und sucht Lösungen mit System und Plan. In seiner Kopflastigkeit entspricht er dem Typ Xu, jedoch bestimmt nicht die abwartende Haltung sein Wesen, sondern eher der Streit. Er sucht die Konfrontation, das Streitgespräch. Allerdings steigert er sich in seinen Ärger hinein und dieser ruft seine Beschwerden hervor. Er sorgt für Kopfsymptome wie neuralgische Schmerzen im Gesichtsbereich, Klingeln in den Ohren, Kopfschmerzen. Auch innere Unruhe und Erschöpfung sowie Libidoverlust oder gar Impotenz sind häufige Beschwerden ebenso wie Verdauungsstörungen, nervöser Reizhusten oder Rückenschmerzen.

Häufige gesundheitliche Störungen: Trigeminusneuralgie, krampfartige Schmerzzustände, nervöses Asthma

Homöopathisches Umstimmungsmittel: Chamomilla

Antidot: Hexagramm 5

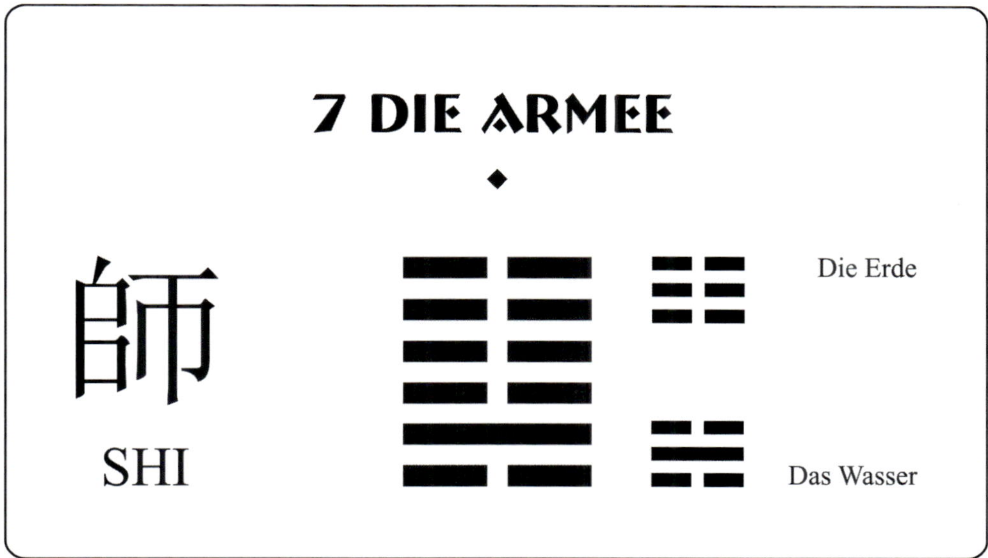

Abb.: 7 Die Armee

Der Typ Shi –Hexagramm 7

Der Typ Shi ist fürsorglich und dominant zugleich wie eine aufopferungsvolle Mutter, die doch selbst bestimmen will, was für ihre Kinder gut ist. Er selbst ist menschenfreundlich, er hat gern viele Menschen um sich, ist Vater vieler Kinder, Chef zahlreicher Mitarbeiter, denen er als Oberhaupt bzw. Personalmanager vorsteht. Er versteht sich als souveränes Oberhaupt, er wirkt stets ruhig, versucht, durch eigenes Vorbild zu lehren und zu führen. Sein starkes Selbstbewusstsein, um nicht zu sagen seine Arroganz, erlaubt es ihm, sich als Vorbild und Lehrer zu sehen.

Er handelt intuitiv, aber auch geplant, Intuition und „Bauchgefühl" sind seine Triebfeder und Ratgeber. Auch in Gefahrensituationen bewahrt er – zumindest nach außen – die Ruhe, geht seinen Weg und versucht auf diese Weise, die Situation zu meistern. Er ist flexibel, gibt sich dabei doch stark. Ängste versucht er, nicht zum Durchbruch kommen zu lassen. Er kann nachgeben, ohne seinen Weg aufzugeben. Seine Methoden, seine Ziele zu erreichen, sind Diplomatie und Entgegenkommen. Durch seine ruhige, nur verdeckt dominant erscheinende Art, macht er sich viele Freunde, er wird gern als Vermittler bei Streitigkeiten eingesetzt und seine Entscheidung wird akzeptiert, da seine Argumentation stringent ist. Seine nicht als aufdringlich empfundene Arroganz verleiht ihm ein gewisses Charisma, auch Fehler oder Fehlentscheidungen werden ihm gern verziehen, da er diese auch selbst nonchalant zu übergehen vermag. Er gibt sich großzügig und spendabel, ob bei seinen Kindern oder am Stammtisch. Auch Wohltätigkeitsorganisationen dürfen mit einer Spende rechnen.

Seine betont ruhige Art, sein Phlegma, zeigt sich in körperlicher und metabolischer Adynamie, Hektik und schnelle Sportarten sind seine Sache nicht. Er wirkt eher blass und behäbig, Kreislaufschwäche führt mitunter zu Schwindel und Benommenheit. Eine gewisse energetische Leere im Kopf führt mitunter zu Konzentrationsstörungen und Vergesslichkeit.

Häufige gesundheitliche Störungen: Anämie, Schilddrüsenunterfunktion, diabetische Stoffwechsellage

Homöopathisches Umstimmungsmittel: Argentum metallicum

Antidot: Hexagramm 8

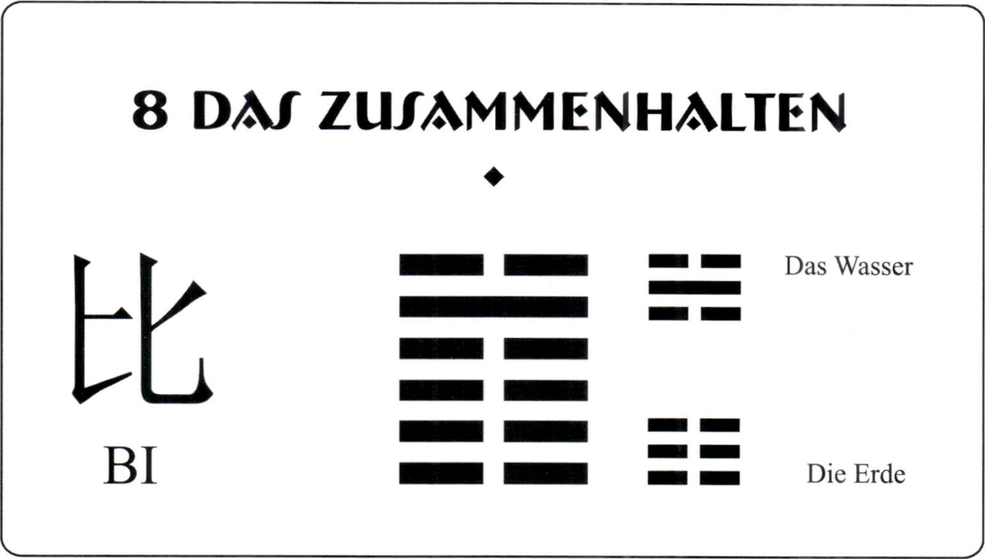

Abb.: 8 Das Zusammenhalten

Der Typ Bi – Hexagramm 8

Der Typ Bi strahlt große Ruhe und Souveränität, Willenskraft und Selbstsicherheit aus, weshalb er gern von Ratsuchenden konsultiert wird. Er ist um Harmonie bemüht, innerhalb und außerhalb der Familie, wobei familiärer Zusammenhalt große Bedeutung für ihn hat. Trägt er Personalverantwortung, so sucht er gern das persönliche Gespräch. Er ist prädestiniert für die Übernahme von Ämtern in Schulen, Vereinen und anderen Vereinigungen. Hier engagiert er sich durch Einbringen seiner Person, seiner Ideen oder durch Spenden. Wie der Typ Shi besitzt er Autorität und Charisma. Er unterscheidet sich von diesem dadurch, dass ihm die relative geistige Trägheit fehlt, er nicht von oben führt, sondern sich als gleichwertiges Mitglied einer Gemeinschaft mit einbringt. Ihm sind Witz und Esprit zueigen, Konzentrations- und Merkfähigkeit zeichnen ihn aus. Menschen, die mit ihm zu tun haben, können sich geborgen und gut versorgt fühlen.

So rege er geistig ist, so träge ist er körperlich. Eine relative Bewegungsunlust und sexuelle Adynamie zeichnen ihn aus. Diese Trägheit zeigt sich auch im Metabolismus und im Kreislaufverhalten, dessen Dynamik zu wünschen übrig lässt.

Häufige gesundheitliche Störungen: Schilddrüsendysfunktion, Stoffwechselstörungen, Bindegewebsschwäche

Homöopathisches Umstimmungsmittel: Agnus castus

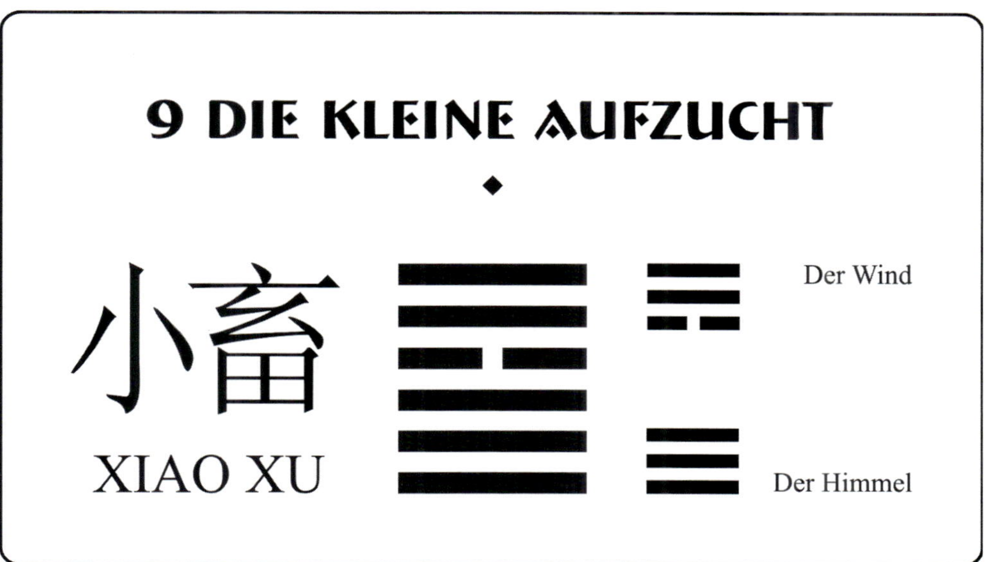

Abb.: 9 Die kleine Aufzucht

Der Typ Xiao Xu – Hexagramm 9

Der Typ Xiao Xu ist ein starker Charakter, stabil und dennoch weich und flexibel. Er besitzt analytisches Talent, Führungsqualitäten, aber er führt mit sanfter Hand. Fast unmerklich durchdringt er mit seinen Ideen diejenigen, die ihm untergeben sind. Als Chef ist er stringent, überzeugend und besonnen in der Wortwahl. Er verkörpert den Typ „harte Schale, weicher Kern". Als Partner hat er das „Herz am rechten Fleck", auch wenn er mitunter etwas hart wirkt, besonders in Stresssituationen. Wie Stress überhaupt eine nicht unwesentliche Rolle in seinem Leben spielt. Anspannung und ein überlastetes Nervenkostüm kennzeichnen sein Leben, weshalb Burn-out für ihn stets ein Thema ist. Weiteres Manko ist die Unfähigkeit, auf einen Punkt oder ein Thema konzentriert zu bleiben. Er verliert sich mitunter in vielen kleineren Dingen, wodurch das eigentliche anvisierte Ziel etwas aus dem Blickfeld gerät. Seine Ernte wird dementsprechend etwas kleiner ausfallen als gedacht und als es möglich gewesen wäre.

Den Kampf gegen Widerstände führt er flexibel, er versteht es, sich überall durch zu lavieren, doch zehrt dies auch an seinen Reserven. Er ist ein Meister in der Überwindung problematischer Situationen, aber dies hat seinen Preis.

Er strebt nach Vollkommenheit, sieht in Bildung und harter Arbeit ein probates Mittel zu beruflicher und persönlicher Weiterentwicklung und Vervollkommnung. Das ruhende Element kommt dabei oftmals zu kurz. Das Gefühl der Unvollkommenheit und die fehlende innere Ruhe machen ihm mitunter depressiv. Sein Streben, Dinge zu bewegen, Einfluss auf deren Entwicklung zu nehmen, Schwierigkeiten und Widerstände zu überwinden, prädestiniert ihn zum Politiker. Aber zu hohe Verantwortung, ein Zuviel an Stress und zu wenig an Ruhe laugen ihn aus, treiben seinen Blutdruck nach oben, Schwindel und Ohrensausen sind Vorboten drohenden Apoplexes. Daneben quält ihn chronische Verstopfung und ein trockener Reizhusten kann ihn mürbe machen.

Häufige gesundheitliche Störungen: Bluthochdruck, Burn-out

Homöopathisches Umstimmungsmittel: Kalium phosphoricum

Antidot: Hexagramm 10

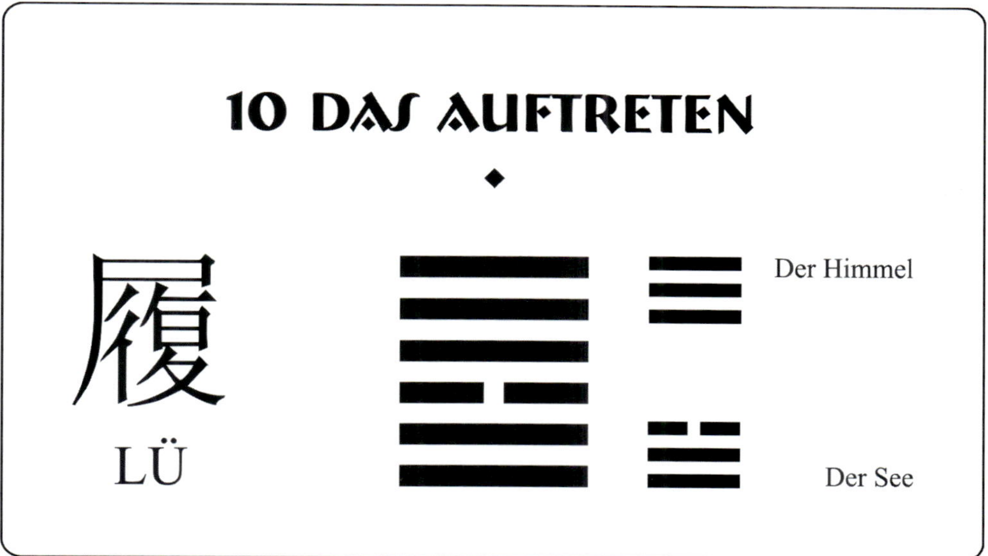

Abb.: 10 Das Auftreten

Der Typ Lü – Hexagramm 10

Der Lü-Typ ist ein aktiver positiver Mensch, der dem Leben Freude abgewinnen kann. Er denkt gern und viel, auch für andere, auch wenn dies nicht gewünscht ist. Für seine Beratertätigkeit lässt er sich gern bezahlen, da Luxus ihn durchaus anzieht. Hat er Gefallen an etwas gefunden, lässt ihn der Gedanke daran nicht mehr los, er muss in dessen Besitz gelangen.

Er ist sensibel und umsichtig, diplomatisch im Umgang mit anderen und vor allem mit Personen, von deren Gunst er abhängig ist. Er besitzt ein deutliches Hierarchiedenken, er ordnet sich Vorgesetzten unter, erwartet das gleiche von seinen Untergebenen und von denjenigen, von denen er glaubt, sie seien ihm untergeben. Er führt gern – nicht immer mit sanfter Hand. Durch seinen vorsichtigen und diplomatischen Umgang mit Ranghöheren ist ihm Erfolg beschieden, entwickelt er aus seiner Position heraus eine erstaunliche Macht. Der Weg zu höheren Sphären steht ihm offen. Doch sein Weg nach oben verlangt viel Einsatz und Engagement. Zur Not auch die Ausschaltung von Nebenbuhlern. Sein ausgeprägtes Hierarchiedenken verleitet ihn durchaus auch, leicht nach unten zu treten.

Sein Streben nach oben und Treten nach unten sorgt für Stress. Das Eingezwängtsein in seinem Tun und Denken sorgt für eine Überreizung seines vegetativen Nervensystems, Bluthochdruck und ein erhöhtes Infarktrisiko beeinträchtigen seinen Gesundheitszustand. Sein Immunsystem kann sich schwer gegen Infektionen wehren, besonders betroffen sind Lunge und Dickdarm.

Häufige gesundheitliche Störungen: Bluthochdruck, Erkrankungen der Atemwege, Darmstörungen

Homöopathisches Umstimmungsmittel: Lycopodium

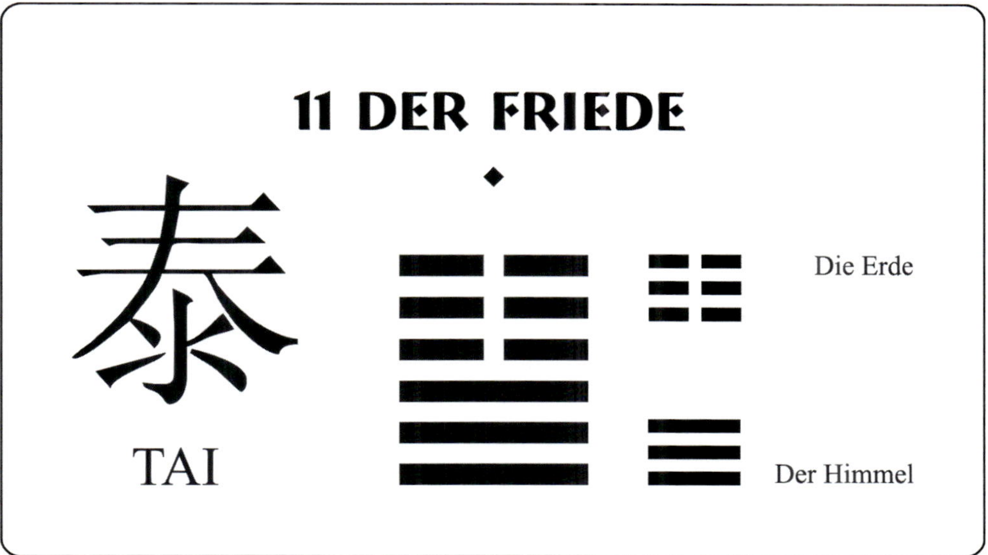

Abb.: 11 Der Friede

Der Typ Tai – Hexagramm 11

Der Tai-Typ ist ein in sich ruhender Mensch, er ist innerlich gefestigt, emotional stabil und sehr ausgeglichen. Nicklichkeiten, Bosheiten, selbst Lügen über seine Person vermögen nicht, ihn zu provozieren.

Das äußerlich ruhig erscheinende Bild entspricht exakt der emotionalen Verfassung. Er erweckt mitunter den Anschein, weich und beeinflussbar zu sein, keine eigene Meinung zu besitzen. Er wird oft unterschätzt in seiner Festigkeit, seinem klaren Verstand, seiner Kompetenz. Dies rührt daher, dass ihm Extrovertiertheit, Selbstdarstellung und Angeberei fernliegen. Er ist kein Mensch großer Worte, Statussymbole wirken auf ihn nur lächerlich. Er gibt sich bescheiden, zurückhaltend, wirkt fast verschlossen und schüchtern. Dadurch gibt er wenig von sich preis, was, in Kombination mit seinem bescheidenen Äußeren, zur Fehleinschätzung verleitet. Doch diese ist gefährlich. Wer sich ihn als Betrugsopfer auswählt, sitzt direkt in der Venusfalle. In Verhandlungen ist er ein geschickter Unterhändler, wandelt aber stets auf dem Pfad der Ehrlichkeit. Falschheit, das Übervorteilen anderer und Täuschung sind ihm zuwider.

Er versteht es, sich jeder Situation anzupassen, Menschen so zu nehmen, wie sie sind und äußere widrige Umstände bringen ihn nicht aus seinem Konzept.

Sein geringes Interesse an sportlicher Betätigung macht ihn mitunter etwas kurzatmig. Wie sein Kreislauf insgesamt etwas labil ist und Antrieb gebrauchen könnte, als Mittel gegen die gefühlte Blutleere im Kopf und den tendenziell niedrigen Blutdruck. Insgesamt erfreut er sich jedoch guter Gesundheit.

Häufige gesundheitliche Störungen: Atembeschwerden, Hypotonie

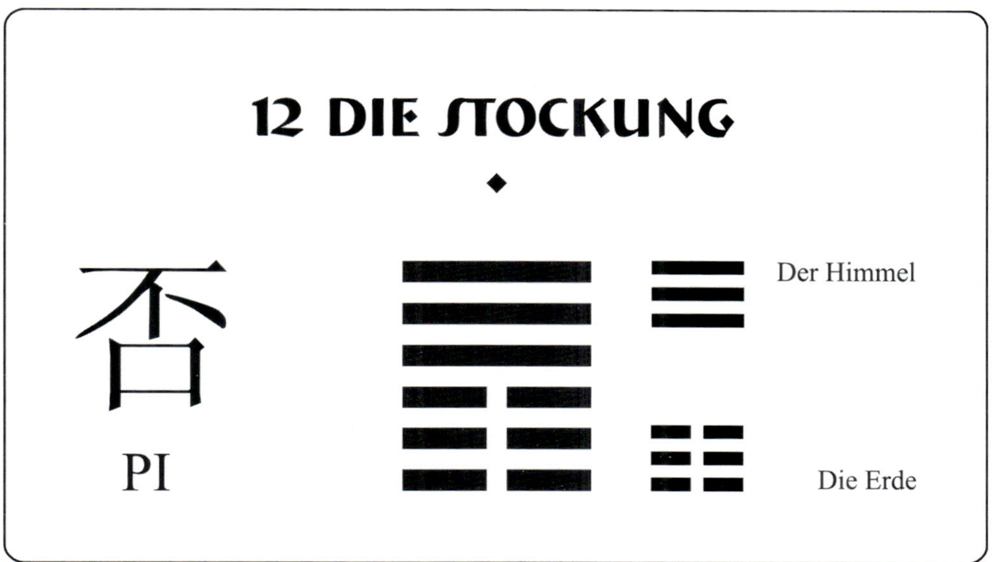

Abb.: 12 Die Stockung

Der Typ Pi – Hexagramm 12

Der Pi-Typ ist der psychische Gegenpol zum Typ Tai. Er ist psychisch-mental labil, introvertiert, unausgeglichen und leicht beeinflussbar. Ihm fehlt die Bodenhaftung, er weiß selbst nicht genau, wohin er gehen will, beruflich wie privat. Durch seine relative Willenlosigkeit und Gutgläubigkeit macht er sich selbst zum Zielobjekt von falschen Freunden, Trickbetrügern und Gaunern. Sie verstehen es, sich sein Vertrauen zu erschleichen, in sein Innerstes vorzudringen. Auf der anderen Seite verhallen die warnenden Stimmen derer, die ihm wohlgesonnen sind, ungehört. Der Pi-Typ setzt die falschen Prioritäten, vertraut den falschen Menschen, kommt daher mit seinen Plänen und Aktionen ins Stocken. Merkt er, dass er übervorteilt wurde, reagiert er mit äußerster Selbstbeherrschung, um einen weiter ausufernden Konflikt zu vermeiden und auch um sich nicht eine weitere Blöße zu geben. Allmählich zieht er sich zurück, wird er kontaktscheu, allein aus innerer Unsicherheit heraus.

Seine Ungeschicklichkeit im Umgang mit der Wahrheitstreue und Loyalität anderer hindert ihn an größeren Erfolgen. Dabei wäre er ein guter Denker, kreativ und ideenreich.

Ein bisschen Anerkennung würde ihm gefallen, Ruhm und Ehre sind jedoch nicht sein Ziel.

Die Tatsache, immer wieder zur Zielscheibe dubioser Geschäftemacher und falscher Freunde zu werden, nagt an seinem Selbstwertgefühl, Selbstzweifel plagen ihn und Unsicherheit, langsam wird er auch schwermütig. Dies bereitet ihm auf körperlicher Ebene Kopfschmerzen und macht ihn auf die Dauer auch depressiv. Mitunter fehlt ihm die Luft zum Atmen, seine Brust fühlt sich dann eng an wie ein Panzer. Schlecht wird ihm mitunter bei dem Gedanken an verpasste Chancen und Verluste, die Beine versagen ihm dann den Dienst.

Häufige gesundheitliche Störungen: Kopfschmerzen, Brustenge

Homöopathisches Umstimmungsmittel: Alumina

Antidot: Hexagramm 11

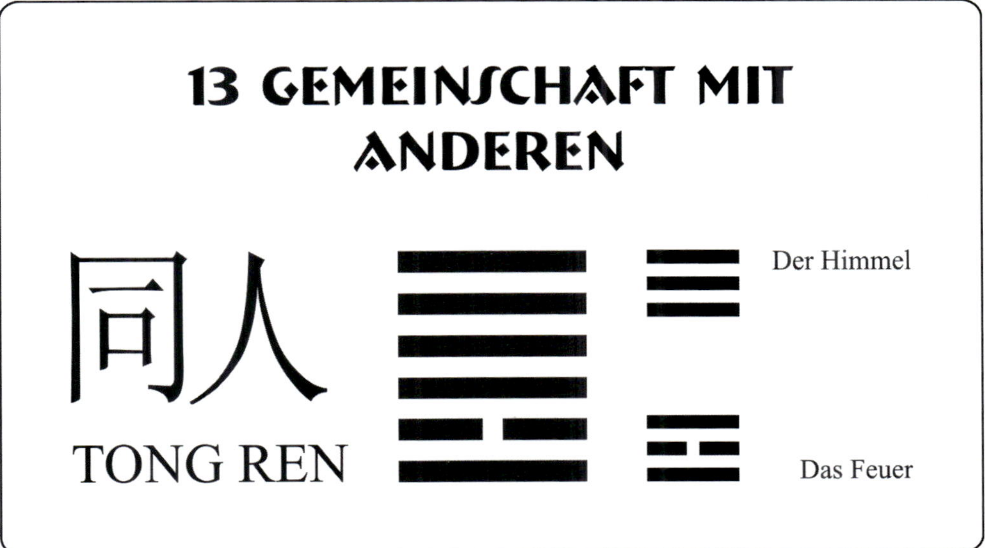

Abb.: 13 Gemeinschaft mit anderen

Der Typ Tong Ren – Hexagramm 13

Der Tong-Ren-Typ ist ein aktiver, teilweise auch zur Hektik neigender Charakter. Was ihn vor zu viel Hektik oder innerer Überhitzung schützt, ist seine Besonnenheit, die ihn stets in ruhige Gewässer führt. Sein Intellekt und seine Kreativität sind bemerkenswert, was ihm Bewunderung durch andere einbringt. Diese Hochschätzung schmeichelt seiner Eitelkeit.

Sein Weg nach oben ist unaufhaltsam, aber er durchdringt die oberen Etagen sanft, ohne sich Feinde zu machen durch den Einsatz von Ellbogen. Harmonie und Einvernehmen sind ihm wichtig, sachliche Diskussion und Argumentation sind der Weg, den er beschreitet. Er liebt den gepflegten Umgang mit Vorgesetzten und Untergebenen, mit Familienmitgliedern ebenso wie mit Freunden. Dies macht ihn sozial verträglich für alle Menschen. Sein Einfühlungsvermögen und seine Toleranz, die er nach außen trägt, sind allseits geschätzt. Er versteht es blendend, sich auf die unterschiedlichsten Charaktere einzustellen, weshalb er gerne als Mediator, Verhandlungsführer oder in diplomatischen Missionen eingesetzt wird. Allerdings besitzt er ein gewisses Schablonendenken, er schätzt die

Menschen ein und steckt sie in eine Schublade. Das Gleiche gilt für Dinge, die er mag oder nicht mag. Überzeugungsversuche von außen nützen wenig. Er hat seine Meinung – oder sein Vorurteil – und rückt nicht davon ab. Schwierig wird es für ihn auch, wenn sein Feuerelement zu stark wird, er unerwartet aggressiv wird oder überzogene, ja hysterische Reaktionen zeigt, zu denen er mitunter neigt.

Sein Schablonendenken macht ihn durchaus stur und unflexibel, geistig wie körperlich. Es widerspricht auch seinem Interesse für Kultur und Kulturen, mit denen er sich auseinanderzusetzen versucht. Wissbegierig und stets neugierig auf neue Erfahrungen will er seinen Horizont erweitern.

Die Verantwortung, die auf ihm lastet, steigt ihm mitunter „zu Kopfe", was sich in der Neigung zu Kopfschmerzen oder zu hohem Blutdruck manifestiert, mitunter auch in einer hohen Pulsfrequenz, vor allem in brenzligen Situationen. Am Nachmittag kann die Körpertemperatur ansteigen, Schweißausbrüche können die Nachtruhe stören.

Häufige gesundheitliche Störungen: Herzerkrankungen, Kopfsymptome

Homöopathisches Umstimmungsmittel: Plumbum metallicum

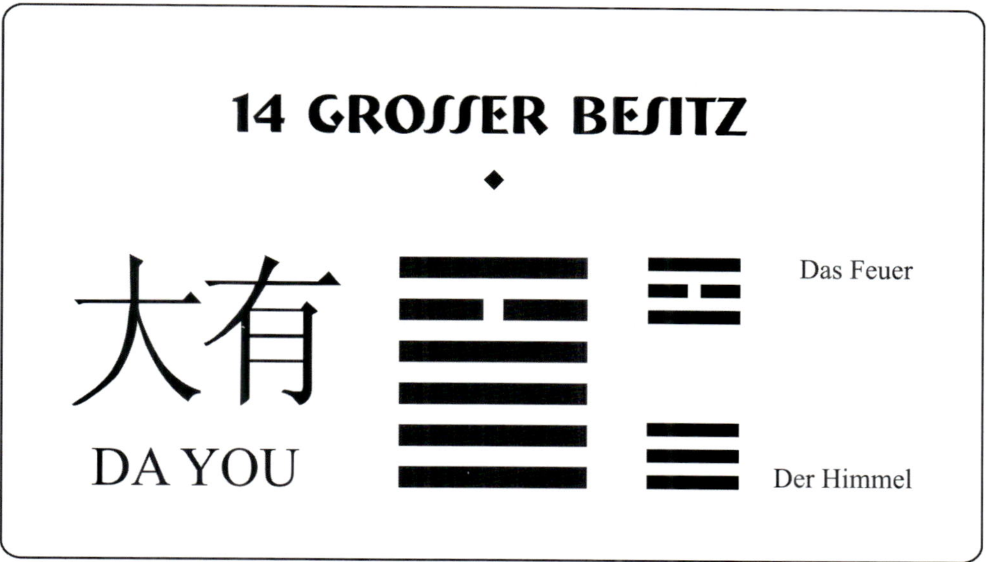

Abb.: 14 Großer Besitz

Der Typ Da You – Hexagramm 14

Der Da-You-Typ ist intelligent, kreativ, durchsetzungsfähig und machtbewusst. Sein Charakter zeichnet sich durch eine gewisse Härte aus, sie ist eine wichtige Basis seines Erfolgs, dennoch ist er erhaben über den Vorwurf übertriebener Härte oder mangelnder Fairness. Er wählt den Weg der Diskussion und Argumentation als Mittel der Überzeugung. Ein weiteres Charakteristikum, das für seinen Erfolg mit verantwortlich ist, ist sein Timing, sein unerschütterliches Gespür für das, was zu welchem Zeitpunkt zu tun ist. Auf der einen Seite ist der Da-You-Typ hart und bodenständig, realistisch und in irdischem Denken an Macht und materielle Güter verhaftet. Auf der anderen Seite besteht die Gefahr, dass seine Gier ihm mitunter einen Streich spielt, er die Bodenhaftung und diese Vernunft, die ihn eigentlich auszeichnet, verliert, in einem Anfall von Manie nicht erfüllbare Verträge eingeht oder sich völlig unsinnige Dinge anschafft. Besitz und Besitzstreben bestimmen das Leben des Da-You-Typs. Dies bezieht sich auch auf Personen. Er ist durchaus besitzergreifend, ja egoistisch. Die Augen sind stets auf das gerichtet, was man haben kann, den schönen Dingen des Lebens öffnet er sein Herz und der Verzicht darauf fällt ihm durchaus nicht leicht und mitunter siegt Gier über Vernunft. Es quält ihn durchaus die Angst, Personen, die er zu brauchen glaubt, zu verlieren, seinen materiellen Besitz zu verlieren. In diese Angst kann er sich hineinsteigern, sie kann ihn gefangen halten, ihm die Luft zum Atmen rauben.

Seine Kopflastigkeit, aber auch die Diskrepanz zwischen Wollen einerseits und Vernunft andererseits bereiten ihm mitunter Kopfschmerzen. Anspannung und nervliche Überlastung treiben seinen Blutdruck in die Höhe und sorgen für Druck auf den Augen, hemmen die Verdauung.

Häufige gesundheitliche Störungen: Herzerkrankungen, Asthma

Homöopathisches Umstimmungsmittel: Arsenicum album

Antidot: Hexagramm 15

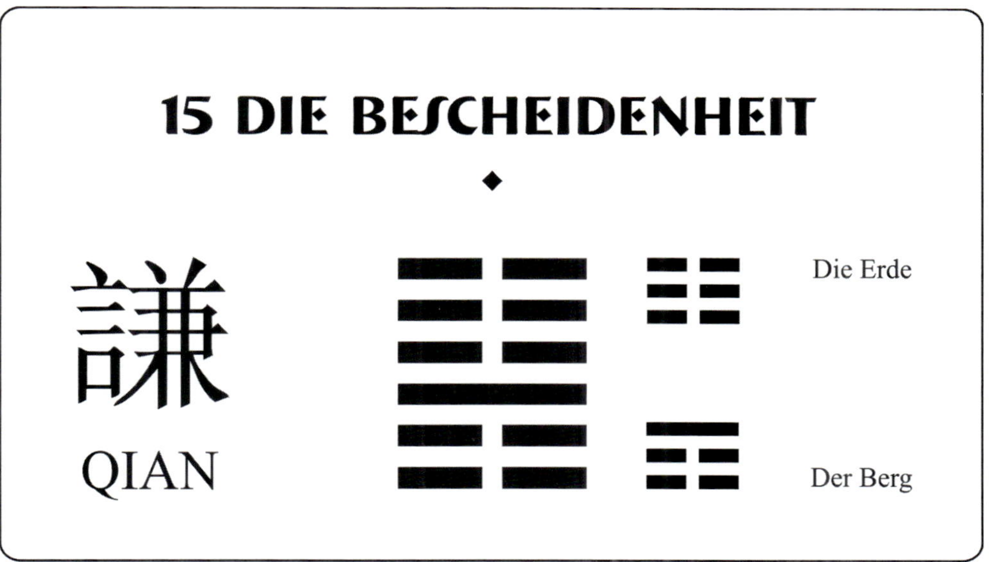

Abb.: 15 Die Bescheidenheit

Der Typ Qian – Hexagramm 15

Der Qian-Typ ist gut geerdet, stabil, ruhig und bescheiden. Er ist ruhig, fast stoisch, nachgiebig oder fest je nach Situation, die er gut einzuschätzen weiß. Er verfolgt seine Ziele mit Ausdauer und Geduld, ohne zu ehrgeizig zu sein. Ehrgeiziges Machtstreben, die Jagd nach Geld und Ruhm sind seine Lebensmaxime nicht. Er sucht die Ruhe, überlässt für ein Mehr an Muße auch lukrative Aufträge an andere. Partys, große Versammlungen, öffentliche Auftritte schätzt er nicht, er geht, wenn es ihm möglich ist, öffentlichen Auftritten aus dem Weg. Das bedeutet nicht, dass er nicht gruppenfähig wäre. Seine Anpassungsfähigkeit macht ihn durchaus zu einem guten Teamworker. Mit willenloser Unterordnung ist allerdings nicht zu rechnen, aufgrund der ihm eigenen inneren Stabilität, die er auch zum Ausdruck zu bringen vermag. Aus Graben- und Positionskämpfen hält er sich indessen fern.

Der Qian-Typ besitzt ein ausgeprägtes Gerechtigkeitsempfinden, er ist bemüht, Güter und Gelder gerecht zu verteilen, keine Vergünstigungen für sich in Anspruch zu nehmen. Sein Streben nach Ruhe, Passivität und sein Mangel an Initiative sorgen dafür, dass er beruflich auf halber Strecke stehen bleibt, auch privat nicht das erreicht, was er sich womöglich erhofft hat, er einfach sein Potenzial nicht ausschöpfen kann. Wenn ihm dies bewusst wird, reagiert er melancholisch, nicht selten wird aus einer ursprünglichen Zufriedenheit Depression.

Die Antriebslosigkeit durchzieht den ganzen Menschen, seinen Kreislauf, seine Verdauung. Es beschleicht ihn mitunter eine innere Kälte oder ein Gefühl, als wolle ihm das Blut in den Adern gefrieren, dies ist jedoch oftmals nur Ausdruck seiner Durchblutungsstörungen.

Häufige gesundheitliche Störungen: Müdigkeit, Antriebslosigkeit, Arteriosklerose

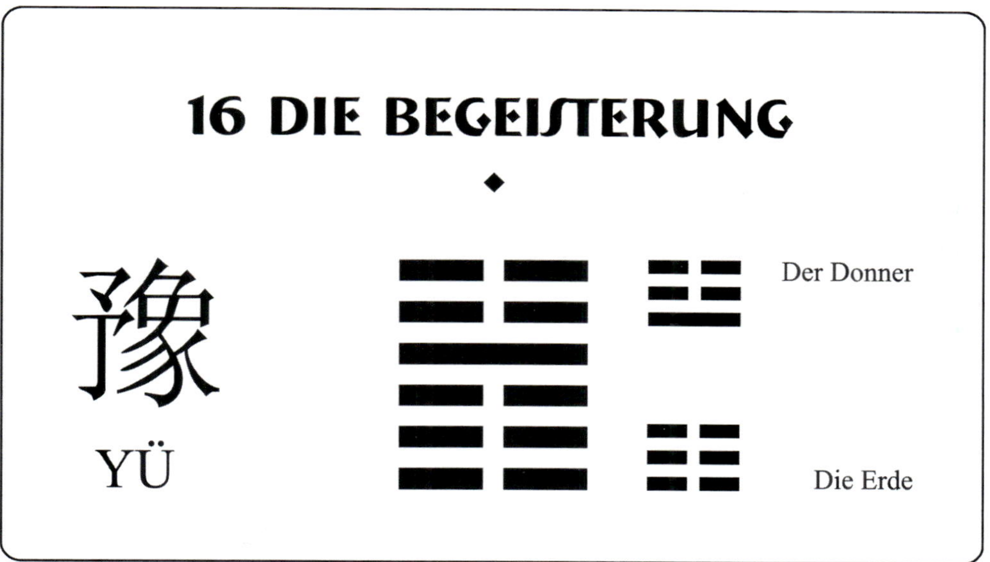

Abb.: 16 Die Begeisterung

Der Typ Yü – Hexagramm 16

Der Yü-Typ ist ein gut geerdeter Mensch, der die Dinge so nimmt und akzeptiert, wie sie sind. Er versucht nicht, das zu verändern, was nicht zu ändern ist, nicht, gegen die Natur der Dinge vorzugehen. Er passt sich an, er erkennt in der Natur der Dinge, wie er vorgehen muss, um zum Erfolg zu kommen. Er ist weder passiv und untätig, noch rigoros oder gar rücksichtslos. Er vertraut nicht auf Fortschritt um jeden Preis, auf Modernität und Innovation, sondern ist eher nostalgisch orientiert. Er hat Idole und Vorbilder. Seine Spontaneität und Dynamik vermögen es, Dinge aus dem Boden zu stampfen und sie zum Wachsen zu bringen. Sein Respekt für die Natur der Dinge ist die Garantie für seinen Erfolg. Mit Begeisterung macht er sich an Dinge heran, wenn er auch nicht zulässt, dass sie ihm die ganze Energie rauben. Er verfolgt die Entwicklung der Dinge, die er begonnen hat, ohne selbst unnötig in deren Fortgang einzugreifen.

Auch im Umgang mit Menschen besitzt er ein gewisses Geschick durch seine Anpassungsfähigkeit an deren Wesen. Er geht auf sie ein und versteht es, sie so für sich zu vereinnahmen. Trifft er auf Widerstand, ist er bereit, sanften Druck auszuüben, kleine Nadelstiche zu setzen.

Eine Tendenz zur Impulsivität – wenn eine Laus über die Leber gelaufen ist – ist das zweite Gesicht des Yü-Typs. Kommt dieses Element zum Tragen, stellen sich schnell Schwindel und Zittern ein, die Galle zwickt und Magenbeschwerden können sich einstellen. Hat er allerdings einen Erfolg zu verzeichnen, stellt sich sofort wieder Begeisterung ein und die Beschwerden sind so spontan verschwunden, wie sie entstanden sind.

Häufige gesundheitliche Störungen: Müdigkeit, Antriebslosigkeit, Arteriosklerose

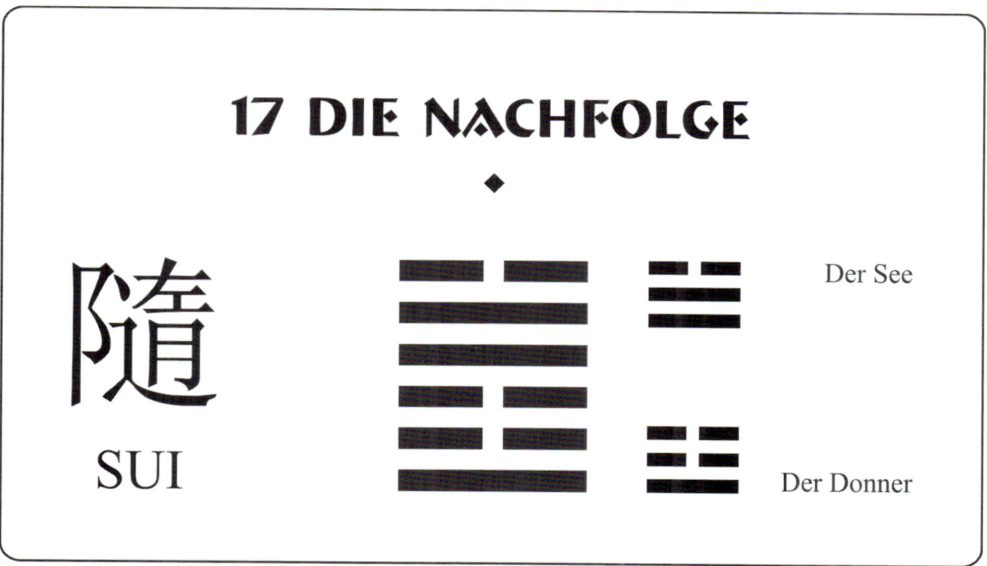

Abb.: 17 Die Nachfolge

Der Typ Sui – Hexagramm 17

Der Typ Sui wirkt zunächst oberflächlich ruhig, im Innern ist er jedoch oft unruhig und nervös, innerlich brodelnd. Seinen eigentlich zum Jähzorn neigenden Charakter tarnt er vorzüglich durch Heiterkeit und gespielte Fröhlichkeit. Er ist bodenständig, durchsetzungsfähig, schnell und spontan. Mitunter wirkt er etwas respektlos und unterkühlt, wenn nicht gerade sein hitziges Gemüt zum Vorschein kommt. Er ist sehr sensibel und reizbar, hastig in seinen Bewegungen, gern etwas zerstreut. Sein Aktivitäts- und Bewegungsdrang verlangt nach einem Ventil, wobei die Aktionen, die er unternimmt, nicht in jedem Fall zielgerichtet sind. Mitunter lässt er sich einfach nur ziellos treiben, schwimmt auf einer (Mode-) Welle mit, um dann wieder in eine andere Richtung abzudriften. Er hat den Hang zur Extravaganz und zu Luxus, will sich diesen aber nicht erstreiten. Konkurrenzkämpfe und Wettstreit sind nicht das, was er sucht, vielmehr strebt er nach Harmonie, daher auch das stete Bestreben, seinen – vielleicht als unangenehm empfundenen – Jähzorn hinter einer Fassade der Fröhlichkeit und Heiterkeit zu verbergen. In gewisser Weise laviert er sich als Schauspieler durch das Leben, selten erfährt jemand sein wahres Ich. Sein Bedürfnis nach Ruhe ist ausgeprägt, Einladungen zu Feierlichkeiten und

Partys leistet er, wenn überhaupt, nur widerwillig Folge. Sein Tagesplan sieht Aktivität eher zu früher Stunde vor, da die Straßen noch leer sind, während er sich vor den anderen zurückzieht. Da er konsequent in seiner Tagesplanung ist, bleibt keine seiner Pflichtaufgaben unerledigt.

Seine unterdrückten Emotionen, sein unterdrückter Jähzorn, wirken sich auf den mittleren Verdauungstrakt aus und verursachen gern Blähungen, Übelkeit, dyspeptische Beschwerden. Mitunter, bei starker Erregung, beginnen seine Hände zu zittern, die Knie weich zu werden.

Häufige gesundheitliche Störungen: Verdauungsstörungen

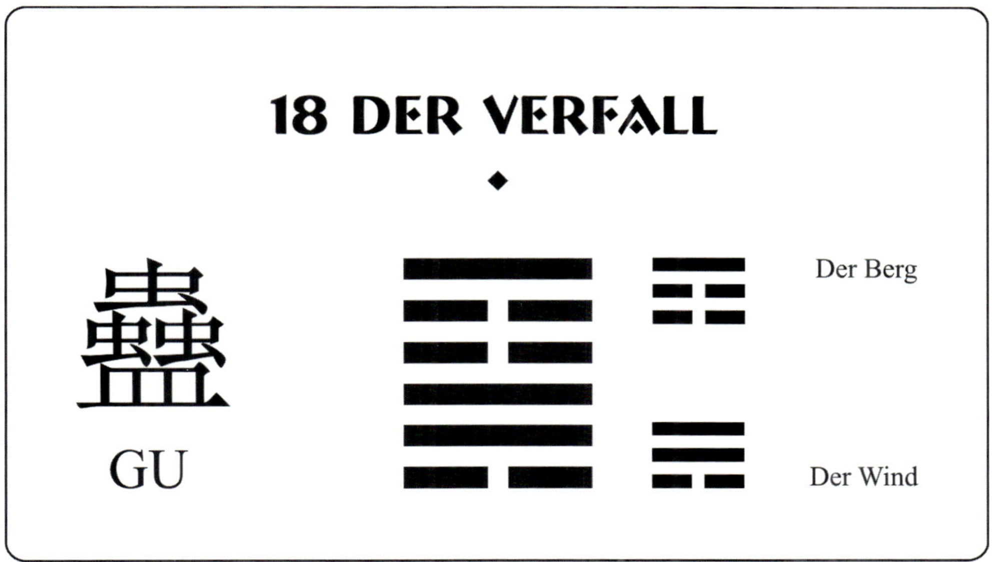

Abb.: 18 Der Verfall

Der Typ Gu – Hexagramm 18

Der Typ Gu hat ein sanftes Gemüt, er ist duldsam, anpassungsfähig und flexibel. Plötzliche Veränderungen und unerwartete Situationen vermögen nicht, ihn aus der Ruhe zu bringen. Er passt sich der neuen Situation einfach an, was nicht bedeutet, dass er seine Meinung allzu schnell ändern würde. Er besitzt innere Festigkeit, ohne unflexibel oder gar stur zu sein. Flexibilität und Festigkeit stehen bei ihm im ausgeglichenen Verhältnis. Er ist gut geerdet und kann auch anderen Halt bieten. Er ist fürsorglich, jedoch nicht in jedem Falle verlässlich. Wenn er Unterstützung anbietet, kann sich das Versprechen schnell in Luft auflösen. Ebenso wahrscheinlich ist aber, dass er dem Hilfesuchenden felsenfest mit Rat und Tat zur Seite steht.

Seine Flexibilität, gepaart mit schnell wechselnden Ideen und Vorlieben sowie die Unstetigkeit seiner Einsicht verhindern nicht selten die Durchsetzung seiner Ideen. Ein richtiges Vorwärtskommen gibt es in seinem Leben daher nicht. Eigene Pläne sieht er sich nicht selten in Rauch auflösen – das bedeutet für ihn letztlich Frust und am Ende auch Resignation und Verzweiflung. Er kann nicht verwirklichen, was er von sich erwartet, was vielleicht auch andere von ihm erwarten. Permanenter Frust führt nicht selten zu Depressionen des Gu-Typs. Diese Neigung zu Depressionen und seine Tendenz, seinen Frust in sich hineinzufressen, nagen an ihm. Sie wirken sich im organischen Bereich am ehesten aus durch die Ausbildung von Magengeschwüren und Verdauungsstörungen mit Krämpfen im oberen und mittleren Verdauungstrakt. Im geistigen Bereich ist ein Wechsel zu tendenziell bösartigen Gedanken möglich.

Häufige gesundheitliche Störungen: Magengeschwüre, Spasmen, Obstipation / Diarrhö

Homöopathisches Umstimmungsmittel: Anacardium orientale

Antidot: Hexagramm 19

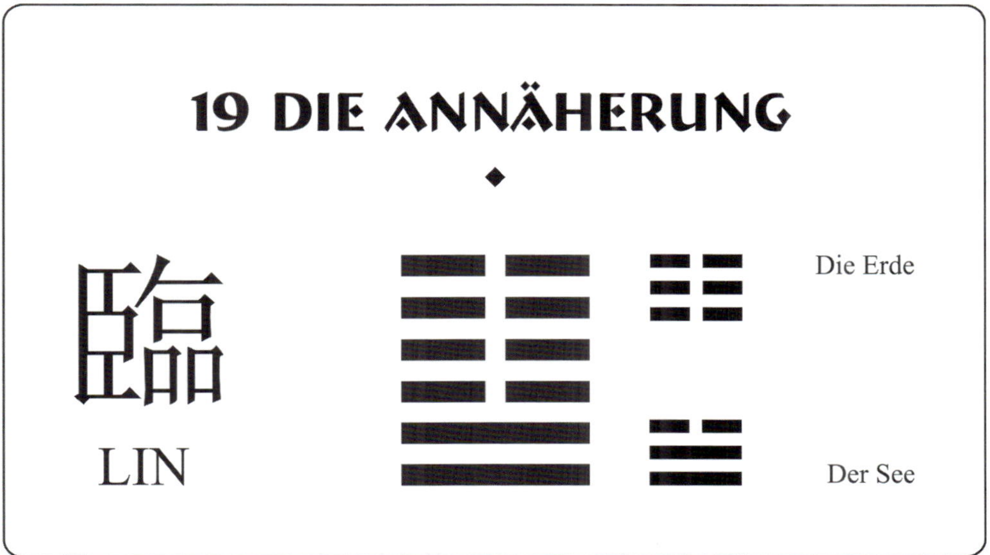

Abb.: 19 Die Annäherung

Der Typ Lin – Hexagramm 19

Der Lin-Typ ist eine sanfte Frohnatur, ruhig, tolerant und ausgeglichen, aber doch psychisch tendenziell labil. Seine Bescheidenheit, seine Tendenz zur Oberflächlichkeit und sein Mangel an Ehrgeiz nähren sein Phlegma. Er treibt gern in ruhigen Gewässern, große Ziele und Pläne verfolgt er nicht. Ganz untätig ist er dennoch nicht, leichter Anschub von unten bringt die Dinge, die er anpackt, zum Erfolg. Was er anpackt, macht er mit Elan und durchaus auch mit einem gewissen Maß an Ausdauer, Konsequenz und Beharrlichkeit. Die Saat, die er sät, geht daher tatsächlich auch auf. Aber er beschränkt sich bei den Dingen, die er mit solchem Elan anpackt, auf diejenigen, die ihm Freude bereiten, z. B. Hobbys. Am liebsten ist es ihm, wenn er das Hobby zum Beruf machen kann. Gern macht er neue Erfahrungen, er ist offen für alles Neue. Um was es sich bei dem Neuen handelt, ist ihm gleich, er nimmt die Dinge, die da kommen und so wie sie sind. Einen bleibenden Eindruck hinterlässt allerdings selten etwas. Neue Inspirationen ergeben sich nicht. Anderen gegenüber verhält er sich prinzipiell ruhig, doch mitunter auch etwas tiefgründig und undurchsichtig. Eine Tendenz zur Falschheit ist erkennbar.

Da er von der Natur nicht mit extremen Energiereserven ausgestattet ist, erschöpft er sich relativ schnell, geistig wie körperlich. Geistige Erschöpfung wird forciert durch intensives Grübeln über ungute Veränderungen in seinem Energiehaushalt. Sie zeigt sich in häufiger Benommenheit, allmählich entwickeln sich Melancholie und depressive Verstimmung. Wenn der Mensch feststellt, dass er nicht mehr so effektiv ist wie zuvor, die Dinge nicht mehr mit dem geringen Aufwand einfach so gelingen, wie dies in früheren Zeiten gewesen war, wird er misslaunig und wirkt niedergeschlagen. Nachlassende Effektivität führt zu Depression.

Seinem etwas behäbigen Wesen entspricht seine etwas behäbige Verdauungstätigkeit, die sich vornehmlich in einer unzureichenden Rückresorption manifestiert und wässrigen Abgängen. Durch seinen mangelnden Bewegungstrieb lässt seine Kondition zu wünschen übrig, was ihn etwas kurzatmig macht.

Häufige gesundheitliche Störungen: Verdauungsstörungen, Arteriosklerose, Kurzatmigkeit

Homöopathisches Umstimmungsmittel Graphites

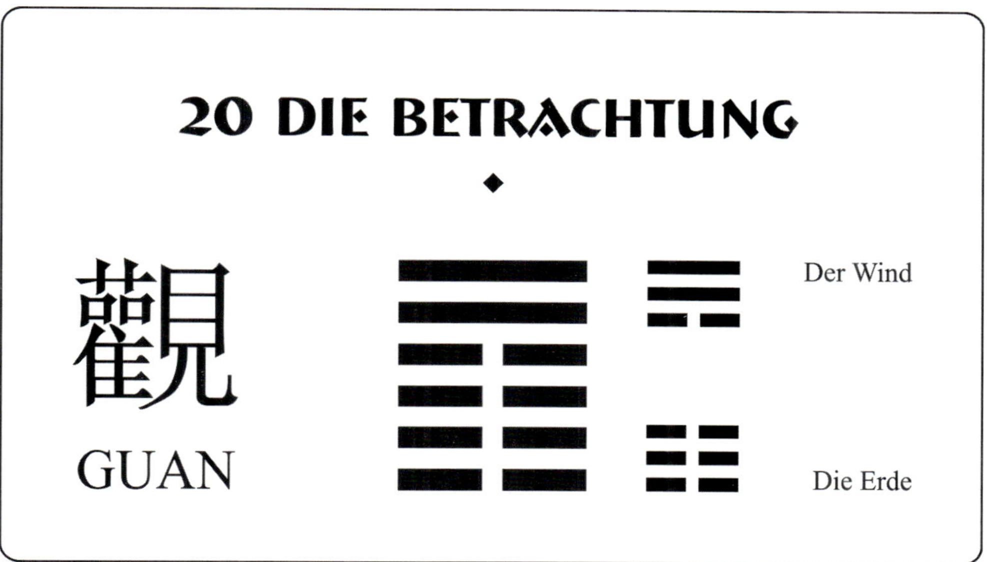

Abb.: 20 Die Betrachtung

Der Typ Guan –Hexagramm 20

Der Typ Guan ist ein besonnener Typ, der nichts überstürzt, er ist kopfgesteuert, zeigt wenig Emotion. Er wirkt etwas distanziert, erhaben, strahlt auch eine gewisse Souveränität im Umgang mit Situationen und Menschen aus. Selten verwickelt er sich emotional in Situationen, er hält sich gern außerhalb von Diskussionen und Streitigkeiten. Er ist ein guter Stratege am Reißbrett, ein guter Beobachter, der die Dinge mit scharfem Blick bis in die Tiefe durchdringt und analysiert. In Debatten sammelt er Informationen und wertet sie für sich aus, ohne sich selbst allzu aktiv einzumischen. Auch im Freundes- und Bekanntenkreis oder bei der Beobachtung anderer, fremder Personen, nimmt er Informationen auf und zieht seine eigenen Lehren daraus. Er agiert nicht als Lehrer oder Weltverbesserer, sondern sucht sich aus, was er selbst an fremden Verhaltensweisen schätzt, was nicht. Dementsprechend übernimmt er diese Verhaltensweisen oder er verwirft sie. Er agiert nach der Maxime des Konfuzius „Wenn ich mit zwei Freunden selbtritt gehe, kann einer von ihnen mein Lehrer sein“. Einen Moralapostel haben wir im Guan-Menschen also nicht, aber einen Menschen, der bereit ist, sich zu verändern, neue Sicht- und

Verhaltensweisen anzunehmen. Diese Flexibilität ohne Pedanterie findet allgemein Anerkennung und Wertschätzung.

Mitunter bereiten ihm die Dinge und Geschehnisse auf der Erde durchaus Kopfschmerzen, ganz entspannt sieht er ihnen nicht zu. Er liebt die Natur, das Naturbelassene; Künstlichkeit, künstliches Gehabe, die Zerstörung der Natur sind ihm zuwider, Naturschutz hingegen ist ihm wichtig.

Ehrgeiz benötigt er nicht, er kann sich im Leben in für ihn ausreichendem Maße durchsetzen da er keine bereite Angriffsfläche bietet. Chefetagen werden ihm durch sein starkes Erdelement weitestgehend verschlossen bleiben, was ihn mental durchaus in eine gewisse innere Unruhe versetzen kann und mitunter auch die ein oder andere schlaflose Nacht bereitet.

Häufige gesundheitliche Störungen: Verdauungsstörungen, Schlafstörungen, Kopfschmerzen

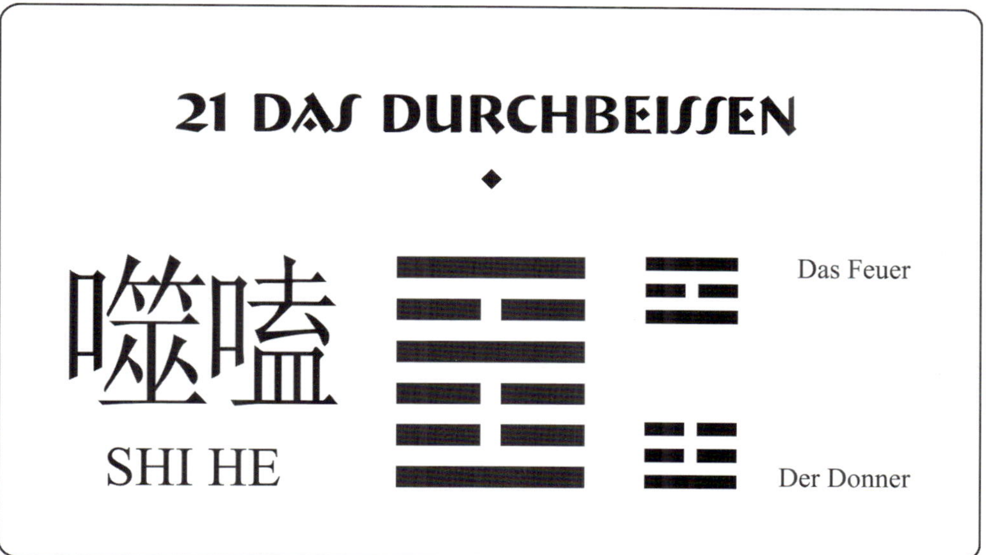

Abb.: 21 Das Durchbeißen

Der Typ Shi He – Hexagramm 21

Der Shi-He-Typ ist ein hektischer hitziger Charakter, intelligent und analytisch denkend, hochmütig, der nach oben strebt und mit einer guten Portion Durchsetzungsvermögen ausgestattet ist. Er stellt sein Licht nicht unter den Scheffel, zeigt gern was er kann und hat, glänzt gern mit seinen Fähigkeiten. Eitelkeit und etwas Hochmut sind seine Markenzeichen. Zurückweichen und Nachgeben gehören nicht in seinen Lebensplan, er will seine Pläne verwirklicht sehen. Dafür ist er bereit, entsprechende Maßnahmen zu ergreifen, sei es auch, dass er Mitbewerber unsanft aus dem Weg räumen muss. Er kämpft verbissen um seine Position, seine Ideen und Pläne und Widerspruch und Gegenargumente lassen ihn mitunter auch in Tobsuchtsanfälle verfallen. Er spuckt dann buchstäblich „Gift und Galle". Er sieht auch eine gute Absicht in dem, was er tut, denn er geht davon aus, dass das von ihm herbeigeführte Resultat für alle Beteiligten das Beste ist. Er will das, was er selbst nicht für das Gute und – moralisch – Richtige hält, nicht zum Zuge kommen lassen. Nicht selten behält er recht mit seinen Ideen, doch die Art der Vorgehensweise ist manchem zu rigoros.

Das Hitzige seines Charakters steigt ihm gern zu Kopfe, in einem fortgeschritteneren Stadium geistigen Zerfalls wechseln sich manische Krisen mit depressiven Phasen ab, er schreit, wütet, spuckt und beißt, zerreißt Gegenstände und Kleider.

Kopfschmerzen oder entzündliche Prozesse im Bereich der Augen, Larynx-Pharynx und Heiserkeit stellen sich des Öfteren ein. Der erhöhte Blutdruck zeigt sich in Gesichtsröte, die ihm sowieso gern die vornehme Blässe raubt, wenn er seine Aktionen und Pläne hitzig verteidigen muss. Seine nervliche Überreizung führt mitunter zu einem Zerreißgefühl in der Leibesmitte, Blähungen und Krämpfe oder Gallenkoliken kennt er zur Genüge.

Häufige gesundheitliche Störungen: Bluthochdruck, Galleleiden, Sodbrennen, Kopfschmerzen

Homöopathisches Umstimmungsmittel: Veratrum album

Antidot: Hexagramm 20

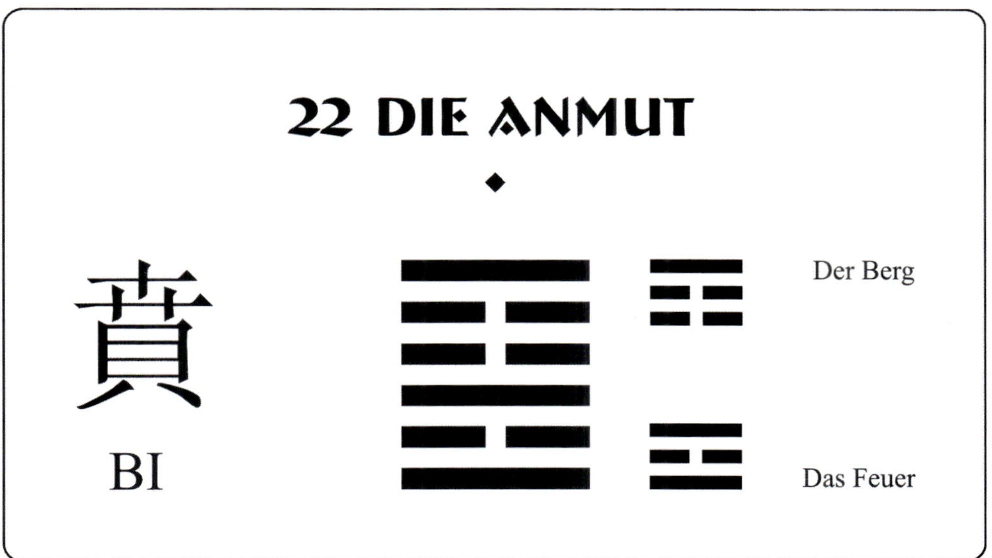

Abb.: 22 Die Anmut

Der Typ Bi – Hexagramm 22

Der Bi-Typ ist ein warmherziger, energetisch gut ausgerüsteter Mensch. Er legt viel Wert auf Kultur und kultiviertes Auftreten. Er steht fest in seinen Grundfesten und seinen Prinzipien. Innerlich stabil und mit guten Voraussetzungen ausgestattet, richtet er stets den Blick nach oben. Das, was sich in der Gesellschaft oben befindet, ist für ihn der Maßstab, eine gefestigte Position in Chefetagen oder Regierungsämtern sind das, was er gern für sich beanspruchen möchte. Doch er versucht, durch geistige Brillanz und kultiviertes Auftreten zu überzeugen. Intrigen, Ränkespiele und Grabenkämpfe liegen außerhalb seines Denkens. Dafür wäre er zu zartbesaitet, die Kultiviertheit seines Herzens würde solches nicht zulassen. Um dort jedoch zu landen, wo er sich gern sieht, fehlt ihm – im Gegensatz zum Typ Shi He – tatsächlich der notwendige Biss. Es sind seine Fähigkeiten, mit denen er zu überzeugen versucht, sein Wissen, sein Auftreten. Damit wäre er in der Diplomatie gut aufgehoben, der große Durchbruch in Wirtschaft und Politik wird ihm nicht gelingen. Dennoch verfolgt er unentwegt seinen Weg bei allem, was er tut, und er erzielt auch auf diese Weise für ihn zufriedenstellende Ergebnisse. Er ist kein Mensch, der sich überall einmischen muss, der Partei ergreifen will für oder gegen etwas oder jemanden, er wägt lieber im Stillen ab und hält sich dezent im Hintergrund. Dies führt auch dazu, dass er für manchen nicht recht auszurechnen ist, er den Eindruck erweckt, in seiner Haltung „weder Fisch noch Fleisch" zu sein. Geheime Abstimmungen sind ihm, wenn er denn teilnehmen muss, am liebsten.

Durch seine feine sensible Art, die auf Unauffälligkeit Wert legt, mögen manche ihn für etwas „blutleer" halten, da er auch etwas blass und farblos wirkt. Dies kann aber auch mit seiner tendenziellen Herzschwäche im Zusammenhang stehen.

Häufige gesundheitliche Störungen: Herzschwäche, Durchblutungsstörungen

Homöopathisches Umstimmungsmittel: Pulsatilla

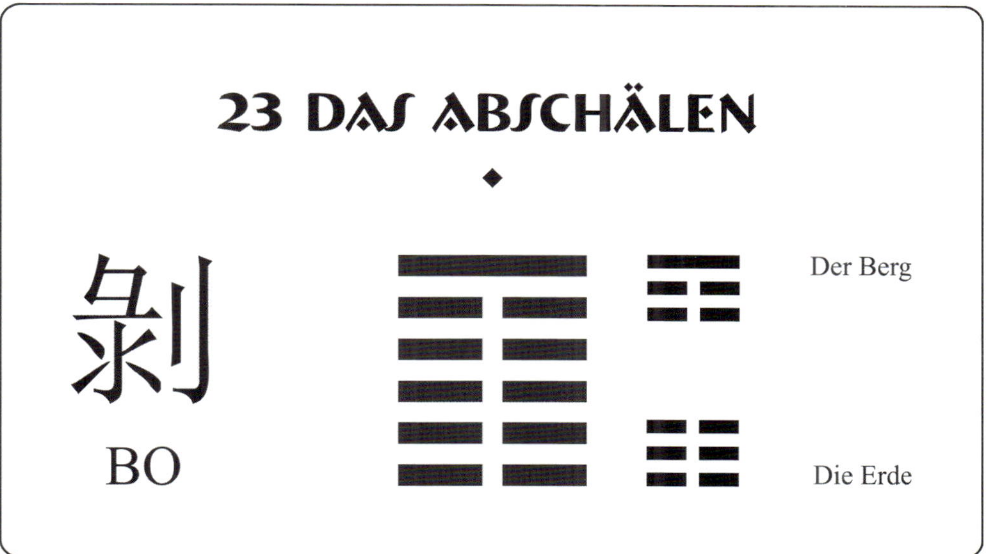

Abb.: 23 Das Abschälen

Der Typ Bo – Hexagramm 23

Der Typ Bo ist ein ruhiger bescheidener Zeitgenosse mit Tendenz zum Phlegma. Er stellt keine besonderen Ansprüche an sich und andere, ist aber recht gut geerdet und innerlich stabil. Er ist bequem und etwas denkfaul, kein Weltveränderer. Eigeninitiative, Innovation, Aktionismus, Aktivismus sind Begriffe, mit denen er wenig anzufangen weiß. Er ist deswegen dennoch nicht unwirksam. Durch seine Gelassenheit und Gleichmut im Umgang mit anderen versteht er es durchaus, Veränderungen herbeizuführen, die er vielleicht für sinnvoll hält. Durch seine besondere Art der sanften Manipulation, die ihm vielleicht selbst nicht bewusst ist, gelingt es ihm, Fronten aufzuweichen. Wer seine Sorgen bei ihm abladen will, findet ein offenes Ohr und erntet Verständnis. In irgendeiner Art selbst aktiv zu werden, ist allerdings nicht in seinem Sinn. Er scheut den Gang in die Offensive, was für ihn das Beste ist, da er bei eventuell daraus resultierenden Kämpfen und Streitigkeiten kaum als Sieger hervorgehen würde, denn Kampf und Konfrontation kennt er nicht, sein Inneres verweigert sich diesen Dingen, sie widersprechen seinem Wesen. Sieht er jedoch eine Notlage, versucht er zu helfen, wo er kann, sein buchstäblich „letztes Hemd" würde er hergeben für einen Freund.

Sein relativ stark ausgeprägtes Phlegma sorgt dafür, dass seine Kreislaufsituation etwas zu wünschen übrig lässt ebenso wie seine Stoffwechselaktivität.

Häufige gesundheitliche Störungen: Adynamie, Kreislaufschwäche, Stoffwechselerkrankungen

Homöopathisches Umstimmungsmittel: Graphites

Antidot: Hexagramm 24

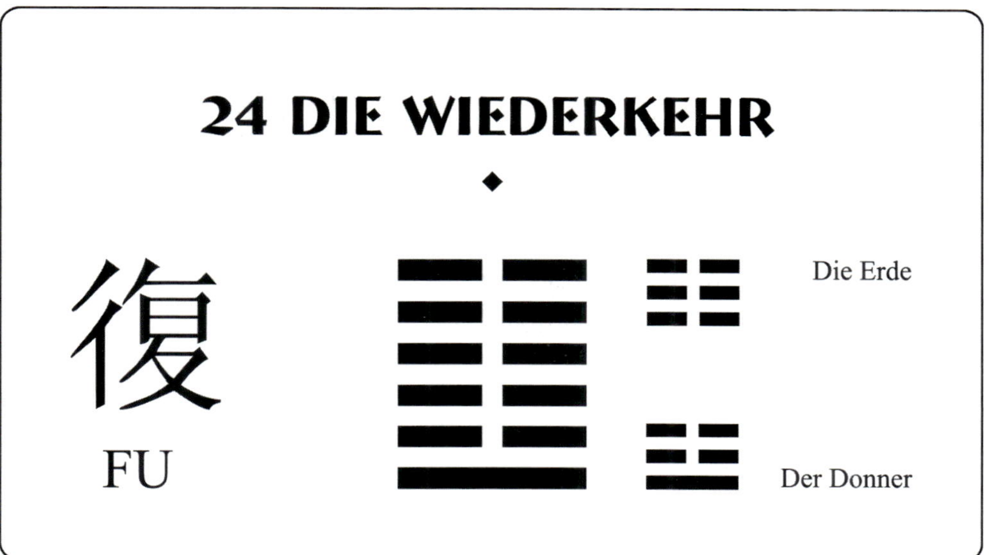

Abb.: 24 Die Wiederkehr

Der Typ Fu – Hexagramm 24

Der Typ Fu ist ein bodenständiger Typ mit viel Antrieb und Drang nach oben. Er ist innovativ, durchaus ehrgeizig und schreitet scheinbar unaufhaltsam vorwärts. Er ist reisefreudig, tut sich überall kund, ist bereit, immer wieder seinen Standort zu wechseln, doch kehrt er immer wieder zu seinen Wurzeln zurück. Wie Verwurzelung überhaupt eine große Rolle in seinem Denken spielt. Die Verwurzelung in Familie und Traditionen, die Rückkehr zu alten Werten, Konservatismus prägen sein Denken. So findet er einen Mittelweg zwischen Innovation und Bewahrung alter Werte. Sind Pläne zu weit von seinen Wertvorstellungen entfernt, sieht er diese dort nicht gewahrt, lehnt er sie ab, sollten sie auch noch so vernünftig und gewinnbringend sein. Umwälzende Veränderungen, geistig wie räumlich, sind nicht erwünscht.

Für die Durchsetzung seiner Pläne setzt er sich durchaus mit einer gewissen Vehemenz ein, eventuelle Wutausbrüche verpuffen jedoch recht bald, denn schnell obsiegt das ruhige vernünftige Kalkül des Erdelements. In Verhandlungen und Planungen gibt es stets ein Abwägen hin und her, vor und zurück, Denken und Überdenken, man kann ihm ein wenig zauderndes Taktieren vorwerfen. Entscheidungsfreudigkeit ist seine Stärke nicht. Eine klare Zielrichtung gibt es nicht. Das bringt auch den Erfolg seiner Aktionen immer wieder in Gefahr. Für andere ist er ein erd- und naturverbundener Zauderer mit allerlei kreativem Potenzial und Energie, die Verlässlichkeit lässt jedoch mitunter etwas zu wünschen übrig, da niemand, auch er nicht, genau weiß, wohin er will. Auch Stimmungsschwankungen zwischen aufbrausend und Gelassenheit bis zum Trübsinn prägen sein Charakterbild. Sein Wankelmut und der Wechsel zwischen den beiden großen Anteilen des Vegetativums, Sympathikus und Parasympathikus, zeigen sich auch in häufigem Schwindel und wechselnden Stuhlqualitäten.

Häufige gesundheitliche Störungen: Verdauungsstörungen, Schwindel, Kopfschmerzen

Homöopathisches Umstimmungsmittel: Natrium muriaticum

Antidot: Hexagramm 23

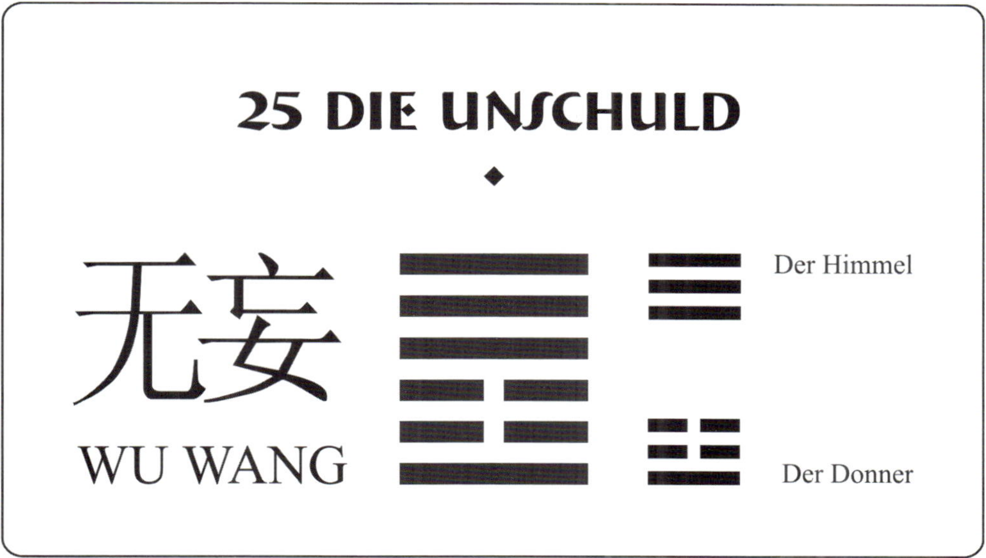

Abb.: 25 Die Unschuld

Der Typ Wu Wang – Hexagramm 25

Der Typ Wu Wang ist ein klarer Denker und durchaus mit Führungsqualitäten ausgestattet. Er ist aktiv, ideenreich, ergreift gern die Initiative. Sein durchaus impulsiver Charakter wird nicht selten zum Hindernis für seinen Erfolg. Er stößt immer wieder auf Widerstand, versucht aber doch immer wieder, Wände einzurennen, auch wenn es kein Durchkommen gibt – was natürlich zum Scheitern verurteilt ist. Mitunter fühlt er sich „von allen guten Geistern" verlassen, sieht die Schuld für Misserfolg oder Disharmonie und Streit aber stets bei anderen, hält sich selbst für völlig unschuldig. Zeitweilig fehlt ihm der Blick für die Realität, der klare Durchblick. In völliger Naivität verrennt er sich in Situationen, die am Ende nicht mehr lösbar sind. Sein naives Gottvertrauen bringt ihn um viele Möglichkeiten. Würde er sich in seinem Eifer von seinem klaren Verstand leiten lassen, stünden ihm alle Türen zum Erfolg offen, aber seine Naivität, sein Vertrauen in die falschen Personen, falsche Prioritäten, falsches Timing werfen ihn immer wieder zurück. Mitunter weiß er nicht mehr, wo ihm der Kopf steht, er verzweifelt an sich selbst. Immer wiederkehrende Misserfolge trotz bester Aussichten, trotz größter Anstrengungen, das Anrennen gegen Windmühlen frustrieren ihn zunehmend und machen ihn depressiv.

Häufige gesundheitliche Störungen: Kopfschmerzen, Trigeminusneuralgie

Homöopathisches Umstimmungsmittel: Baryum carbonicum

Antidot: Hexagramm 26

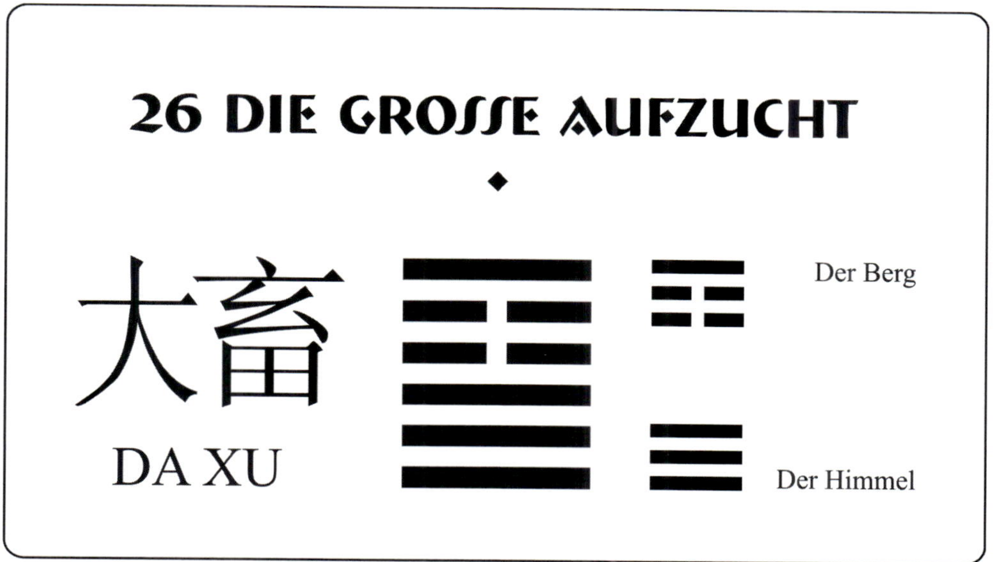

Abb.: 26 Die große Aufzucht

Der Typ Da Xu – Hexagramm 26

Der Da-Xu-Typ ist ein kreativer Kopf, mit Vitalität und Autorität gesegnet. Er steht fest und stabil auf der Erde, äußere und innere Stabilität zeichnen ihn aus, Beharrlichkeit in der Verfolgung seiner Ziele. Beharrlichkeit, Geradheit und Verlässlichkeit bringen ihm den Respekt seiner Umwelt ein und sorgen auch für ein Weiterkommen in seinen Planungen. Er ist belesen und legt Wert auf klassische Bildung. Auf die Lehren großer Denker der Geschichte bezieht er sich immer gern, sie dienen ihm immer wieder als Referenz. Durch sein reiches Repertoire an Bezugsquellen kann er sich überall verständlich machen, Überzeugungskraft besitzt er im Überfluss, jeder Großkonzern würde gern auf einen Manager mit seiner Führungsqualität und Willenskraft bauen. Einarbeitung in neue Themen und Aufgabengebiete stellt für ihn kein Problem dar aufgrund seiner Willenskraft und Intelligenz. Was er anfängt, wird gedeihen und „ein großer Wurf". Allerdings machen ihm mitunter geistige Blockaden zu schaffen, z. B. dann, wenn ihm die Überzeugung fehlt. Extrem leicht zu überzeugen ist er nicht, bedingt durch seine Festigkeit, mit der er auf seiner Meinung beharrt und die in seinem Denken verhaftet ist. Hier fehlt ihm die Flexibilität bzw. die Sturheit verbaut ihm etwas den Weg. Überhaupt prägt auch Stockung seinen Körper und Geist. Eine gewisse Verbohrtheit ist zu erkennen. Krankheitserreger, die er sich eingefangen hat, wird sein Immunsystem schwer wieder los, insbesondere Lunge und Bronchien sind von dieser Chronizität betroffen.

Häufige gesundheitliche Störungen: Immunschwäche, chronische Bronchialinfekte

Homöopathisches Umstimmungsmittel: Silicea

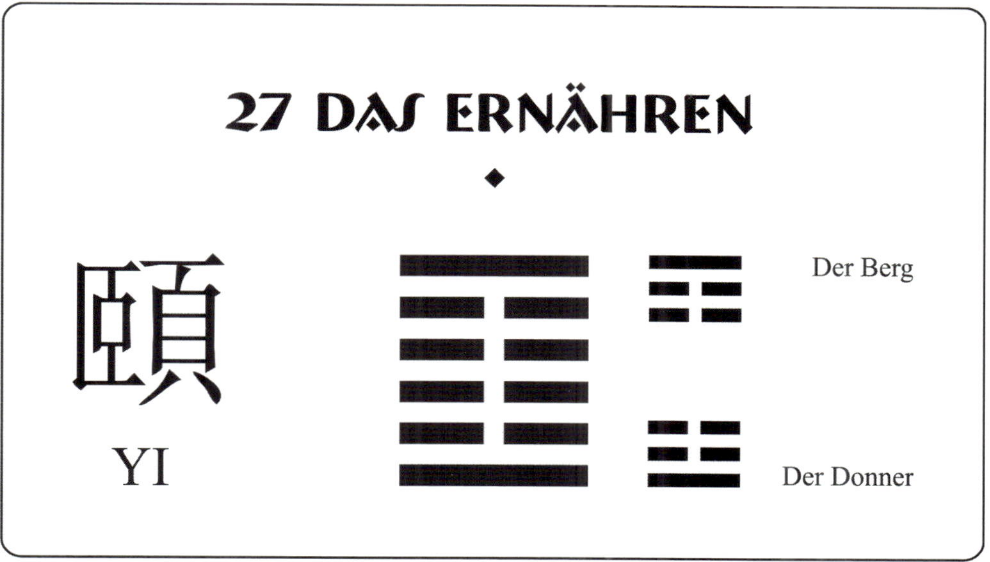

Abb.: 27 Das Ernähren

Der Typ Yi – Hexagramm 27

Der Typ Yi ist ein Mischcharakter zwischen Aktivität, Kreativität, Tatkraft auf der einen und Phlegma auf der anderen Seite. Dem entsprechen auch die unterschiedlichen Gemütsregungen, die man in ihm findet. Einmal aufbrausend, leicht ungestüm, dann wieder ruhig und besonnen. Er ist geistig und körperlich schnell ermüdet, seine Kraft für seine Taten hält nicht allzu lange an, sodass er sich schnell überanstrengt fühlt und sich dann darüber ärgert. Er hat seine Prinzipien und Standpunkte, kann diese aber auch diskutieren. Sein allgemeines Lebensmotto lautet „der Aufwand muss gering, der Ertrag reichlich sein". Es zeichnet ihn eine besonders gute Beobachtungsgabe aus. Er studiert Menschen und Tiere, die mit wenig Aufwand das erreichen, was sie wollen, und versucht, deren Prinzipien und Strategien zu verstehen und selbst in seinem eigenen Lebensplan umzusetzen. Sein Nutzen ist das, was ihn am meisten interessiert, nicht das Geben, sondern das Nehmen, nicht das Weg-Nehmen, aber das Ernten von Nutzen. Er investiert dann, wenn die Aussicht auf Profit besteht. Er versucht, anderen, die mit wenig Aufwand zum Erfolg gekommen sind, ihre Rezepte zu entlocken, mit List und Diplomatie geht er dabei vor. Plumpes Vorpreschen oder gar verbale Ausfälligkeit sind nicht sein

Stil, auch nicht böswilliges Übervorteilen. Nur der Geheimtipp interessiert ihn; um an diesen zu gelangen, investiert er eine besondere Beharrlichkeit.

Die Güter, die er gewinnt durch seinen geringen Aufwand, sammelt er lieber und legt sie wieder gewinnbringend an oder in einen verschlossenen Tresor. Es macht ihm Spaß zu sehen, wie sie sich vermehren, der Tresor sich füllt.

Er ist kein Verschwender, in bestimmten Dingen ist er durchaus sehr bescheiden und genügsam. Mit großen Banketts, Luxusdinners und Delikatessen wie die Schickeria sie liebt, kann man ihm keine Freude bereiten. Er bevorzugt das einfache Mahl am häuslichen Tisch, zum Genussmenschen wird er nicht mutieren. Dafür ist ihm auch seine Gesundheit zu wichtig. Großartigen Bewegungsdrang verspürt er nicht, aber auf die richtige Ernährung und Alkoholabstinenz legt er gesteigerten Wert.

Durch seine einfache Ernährungsweise neigt er zur Mangelernährung und Blutarmut, mitunter zu Schwindel und Benommenheit und Verdauungsstörungen, zu einer geistigen Leere und Adynamie.

Häufige gesundheitliche Störungen: Blutarmut, Verdauungsstörungen, Arteriosklerose

Homöopathisches Umstimmungsmittel: Calcium carbonicum

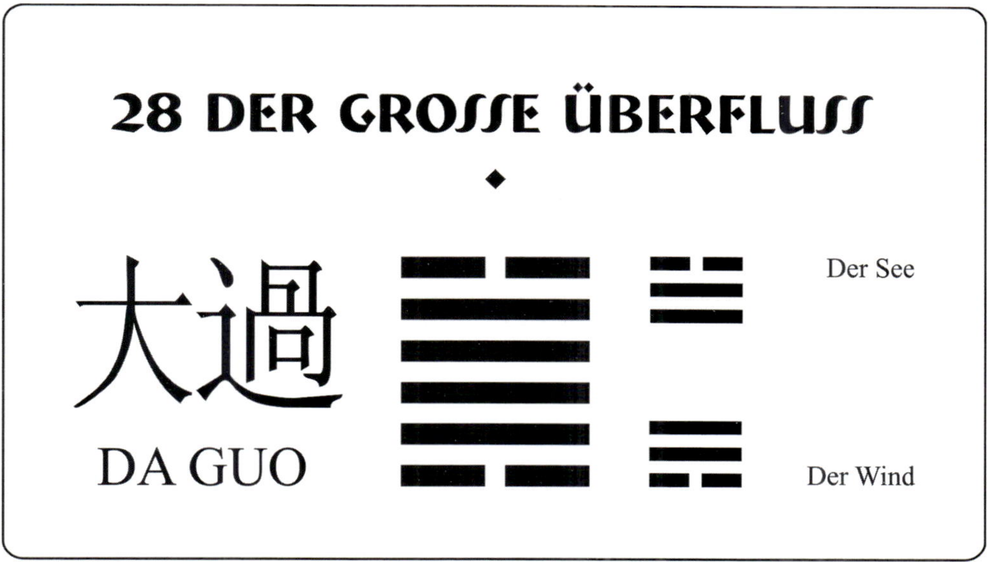

Abb.: 28 Der große Überfluss

Der Typ Da Guo – Hexagramm 28

Der Typ Da Guo hat ein sanftes Gemüt, ist im Allgemeinen zufrieden und lebenslustig. Als Kind eher schwach und kränklich, hat er sich im Erwachsenenalter gut entwickelt. Im Alter jedoch ist mit deutlichem Zerfall zu rechnen. Im Jugend- und Erwachsenenalter hat er sich klare Ziele gesetzt, deren Verfolgung ihm wichtig ist, die aber auch an seinen Nerven zehrt. So wird er auch leicht nervös, überreizt, überspannt, manchmal auch resigniert. Dies auch deshalb, da ihm viele Hindernisse im Wege stehen, viele Steine seinen Weg pflastern. Dennoch freut er sich über jeden Erfolg, Neid der anderen sieht er spät oder gar nicht, so wie er vieles um sich herum im Freudentaumel nicht sieht.

Er ist ein Einzelkämpfer, kein Gruppenmensch, ein Mensch, der sehr auf sich selbst konzentriert ist, so sehr, dass er keinen Freundeskreis pflegt, er mit Geselligkeit und Familie nicht viel anfangen kann. Als Teamworker ist er nicht geeignet, er entwickelt lieber seine eigenen Ideen allein im Hinterzimmer. Diese sind allerdings zahlreich und durchaus von Nutzen. Manchmal fühlt er sich durch die eigene Ideenflut überfordert und verkrampft sich auch bei der Suche nach Lösungen für die nicht enden wollenden Inspirationen. Das kann ihm durchaus auch Ungemach im Magen-Darm-Trakt bereiten. Da er viele Inspirationen hat, beginnt er viele Dinge, ohne jedes einzelne zu Ende zu bringen. In Gesellschaft spricht er viel, gern über seine Projekte oder ganz andere Themen, aber er hüpft von Thema zu Thema wie Blätter im Wind oder die Wellen auf dem See. Damit überfordert er auch den Gesprächspartner, er wirkt auf ihn anstrengend und teilweise fahrig.

Dass er gemeinhin als Eigenbrötler gilt, stört ihn nicht, Angst vor dem Alleinsein, etwa im Alter, hat er nicht. Er genügt sich selbst und widmet sich seinem Erfindertum. Sieht er sich körperlich reduziert oder die Gefahr, sein Leben zu verlieren, akzeptiert er dies ohne Bitterkeit als den natürlichen Lauf der Dinge.

Häufige gesundheitliche Störungen: Magen-Darm-Beschwerden, körperliche und geistige Erschöpfung

Homöopathisches Umstimmungsmittel: Lachesis

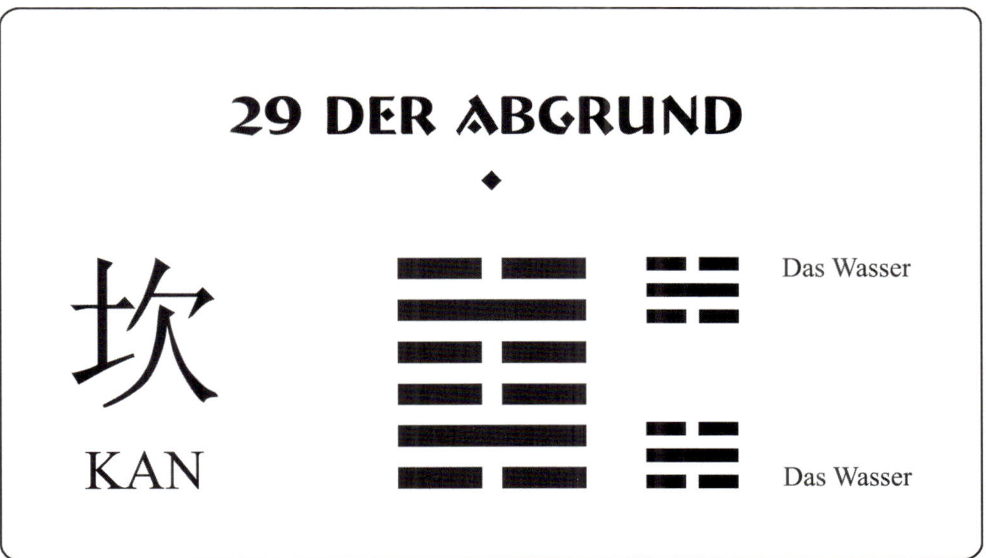

Abb.: 29 Der Abgrund

Der Typ Kan – Hexagramm 29

Der Typ Kan ist ein tiefgründiger Denker, der den Dingen gern auf den Grund geht. Er ist introvertiert, gibt nicht allzu viel von sich preis, lässt nicht zu viel und zu viele Personen an sich heran, vor allem diejenigen nicht, die er als potenziell gefährlich einschätzt. Und zu dieser Einschätzung kommt er relativ schnell, da er recht argwöhnisch ist. Für sein Hab und Gut baut er Tresore, an seinem Haus bringt er Sicherheitsanlagen an, um sich vor Eindringlingen zu schützen. Hier besitzt er ein gewisses Angstpotenzial um sein Seelenheil und sein Hab und Gut.

Geistig wie körperlich ist er ständig in Bewegung aber ohne Hast, woraus er eine gewisse körperliche Kraft zieht. Zum Nachdenken zieht er sich an den See oder auf ein Boot zurück, das Fließen des Wassers inspiriert ihn.

Er ist voller Selbstvertrauen und Zuversicht in die Zukunft und in das Gelingen der Dinge, die er beginnt. So kommt er vielfach zum Erfolg. In Gefahrensituationen behält er die Übersicht, manchmal sucht er diese sogar, etwa durch Klettern an steilen Wänden oder Wildwasserfahrten, er ist ein kleiner Abenteurer, der den gewissen Adrenalinschub braucht. Überstandene Gefahren und Krisensituationen machen ihn zufrieden. Er selbst überwindet Schluchten, Felswände und wilde Wasser, mitunter baut er aber bildlich solche um sich herum auf, um niemanden zu nah an sich heranzulassen. Mit seinem etwas undurchsichtigen Verhalten schreckt er mitunter auch Freunde ab, die nicht wissen, wie sie ihm begegnen sollen und was von bestimmten geheimnisvollen Verhaltensweisen und Ritualen zu halten ist. Zudem nervt er sie mitunter durch seinen Hang, sich als Lehrmeister zu präsentieren.

Auf der anderen Seite ist er in der Lage, Phobien zu entwickeln, Spinnenphobien sind nicht selten. Klaustrophobie passt zu ihm, da hier die Freiheit, die er liebt, extrem eingeengt scheint, die Luft zum Atmen fehlt.

Häufige gesundheitliche Störungen: Blutkrankheiten, endokrine Störungen

Homöopathisches Umstimmungsmittel: Argentum nitricum

Antidot: Hexagramm 30

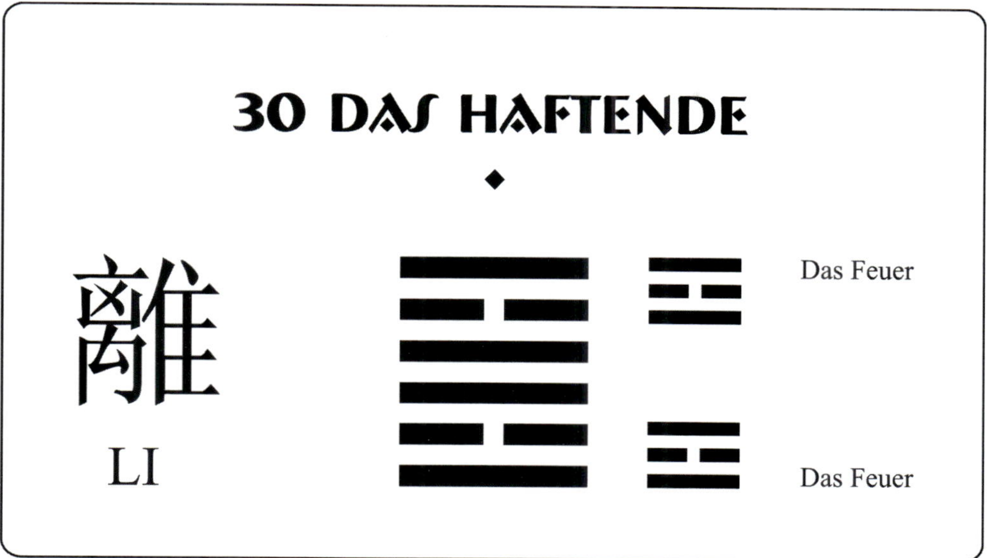

Abb.: 30 Das haftende

Der Typ Li – Hexagramm 30

Der Li-Typ ist eine strahlende Erscheinung, ein kreativer Geist, extrovertiert, stolz und charismatisch. Wo er erscheint, zieht er die Menschen in seinen Bann. Andere Menschen fühlen sich zu ihm hingezogen, lassen sich gern mit ihm ein. Hier ist er der Gegenpol zum Typ Kan. Sein Dasein als Publikumsmagnet schmeichelt seiner Eitelkeit und kommt auch seinem Streben nach Macht entgegen. Er genießt seine Anziehungskraft, glänzt gerne mit seinen Fähigkeiten, versucht, auch äußerlich ein gutes Bild abzugeben. Er geht offen auf Menschen zu, erzählt freimütig über seine Errungenschaften, sofern er nicht zu viel Insiderinformation herausgibt. Denn auf der anderen Seite ist er Fremden gegenüber durchaus etwas misstrauisch und zurückhaltend, wer ihm zu nah kommt gegen seinen Willen, wird seine aggressive Seite kennenlernen. Hysterische Anfälle sind nicht ausgeschlossen. Er hat vielfach das Gefühl, dass jemand ihm seine Ideen stehlen will, dann legt er seine Manuskripte lieber in den Tresor, schließt die Türen ab, um sie zu schützen.

Äußere Eindrücke bleiben in ihm haften, lösen in ihm Reaktionen aus, meist heftiger Natur. Er selbst strahlt wie die Sonne, er nimmt alle Strahlen der Sonne auf.

Er hat Sinn für schöne Dinge, Schmuckaccessoires, schöngeistige Literatur ziert sein Bücherregal. Wer selbst gut aussieht, kann schnell sein Herz erobern.

Sein Leben ist bestimmt durch Unruhe und Hektik, hat er ein Projekt begonnen, beginnt er das Nächste, das sich vielleicht aus dem Ersten ergibt. Er brennt darauf, Dinge zu kreieren, diese einer breiten Öffentlichkeit zu präsentieren, um damit wieder sein Licht leuchten zu lassen. Die Hektik, das Getriebensein, verlangen nach einem Ausgleich. So sucht er diesen in einem ruhigen Hobby, etwa in der Zucht bestimmter Tiere oder Pflanzen. Damit wirkt er einer Überhitzung seines vegetativen Nervensystems wirksam entgegen.

Was ihm am ehesten gesundheitlich zu schaffen macht, sind sein Blutdruck und Entzündungen, die sich immer wieder einstellen, sowie Nachtschweiß als Ausdruck seiner inneren Hitze.

Häufige gesundheitliche Störungen: Blutdruckanomalien, Entzündungen, Kopfschmerzen

Homöopathisches Umstimmungsmittel: Phosphorus

Antidot: Hexagramm 29

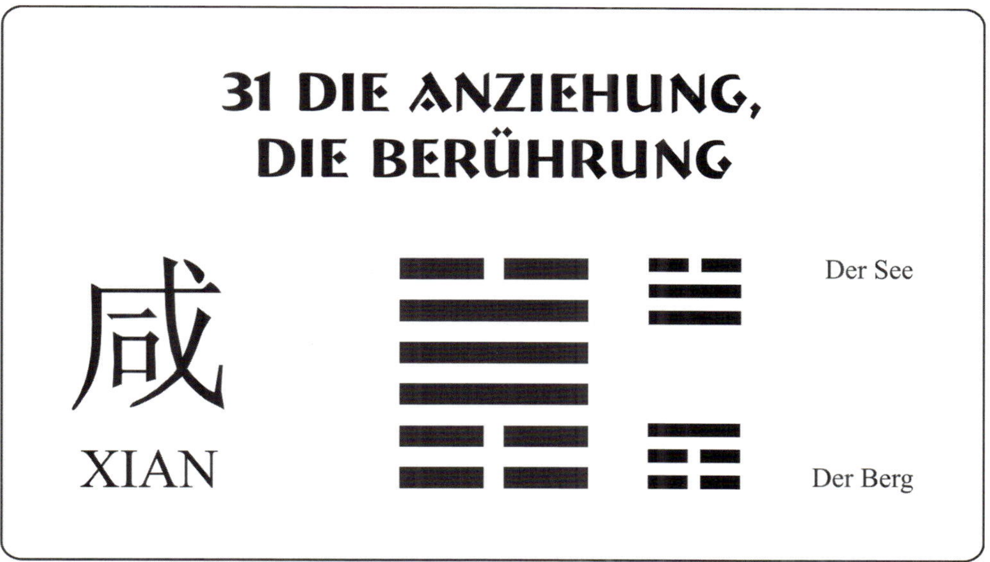

Abb.: 31 Die Anziehung, die Berührung

Der Typ Xian – Hexagramm 31

Der Typ Xian wirkt stabil, selbstsicher, gefestigt und optimistisch. Mit seiner ruhigen und positiven Art kommt er bei den Menschen gut an, gewinnt er Einfluss auf sie. Er ist ein Mensch, dem man sich gerne anvertraut, dem man gern sein Herz ausschüttet. Er erweckt den Eindruck, dass er und sein Einfluss alles zum Guten wenden können. Das Schicksal anderer berührt ihn, er nimmt deren Sorgen als die eigenen an und versucht zu helfen. Er versteht sich auf die dialektische Betrachtungsweise, erörtert ausführlich seine Thesen, sodass jeder intuitiv die Lösung seiner Fragestellung erkennen kann.

Er kann nicht allein sein, er braucht eine feste Beziehung, einen festen Bezugspunkt, den Kontakt zu einem festen Partner, geistig wie körperlich. Berührung und geistiger Austausch inspirieren ihn, allein fühlt er sich als halber Mensch, leer, es fehlt ein wesentlicher Teil in seinem Leben. Insgesamt ist er sehr gesellig und kontaktfreudig, er sucht Menschen um sich. Großartigen Ehrgeiz entwickelt er nicht, ihm ist das Zusammensein, die Gesellschaft mit Menschen wichtiger.

Konfliktsituationen vermeidet er durch das offene Gespräch. Seine Offenheit nach allen Seiten macht ihn vertrauenswürdig und zugänglich für die unterschiedlichsten Charaktere, mit denen er auch umzugehen weiß. Im modernen Sinn ausgedrückt, könnte man ihn als „Integrationswunder" bezeichnen. Auf der anderen Seite zeigt er auch eine gewisse Standhaftigkeit in Konfliktsituationen, ihn unterzubuttern, wird keinem leicht fallen.

Die ihm anvertrauten Dinge, die er verdauen muss, bereiten ihm mitunter Bauchschmerzen. Krämpfe und Durchfälle können die Folge sein.

Häufige gesundheitliche Störungen: Magen-Darm-Probleme

Homöopathisches Umstimmungsmittel: Causticum

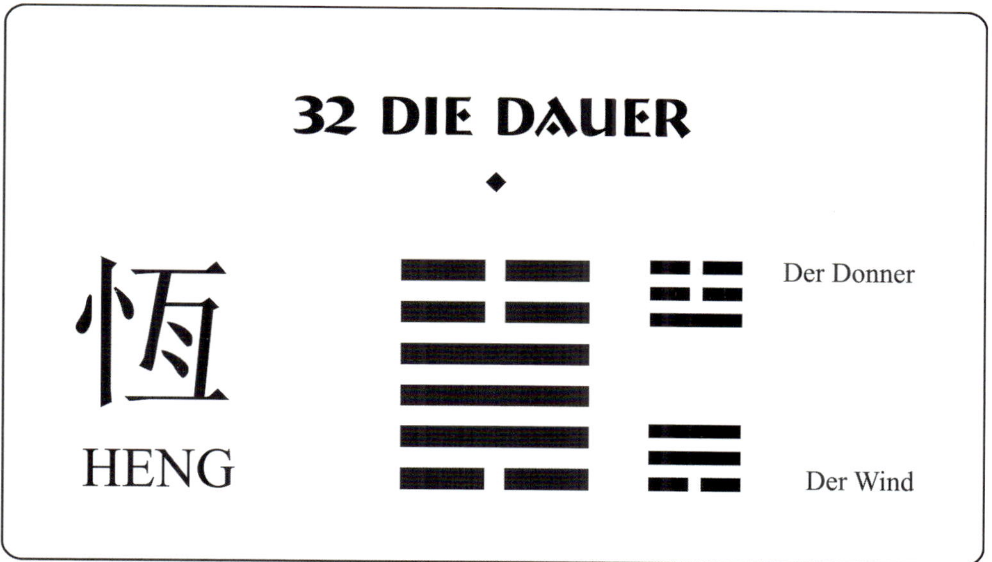

Abb.: 32 Die Dauer

Der Typ Heng – Hexagramm 32

Der Typ Heng ist ein Typ, der ständig in Bewegung ist, kontinuierlich aktiv, körperlich wie geistig. Er verfolgt konkrete Ziele, aber auf unterschiedlichen Wegen, nicht stringent einer Richtung folgend. Er verfolgt seine Ziele stetig aber unstet, er versucht, diesen und jenen Weg, abwechselnd einmal sanft durch Anpassung und Ausweichen, einmal hart durch robustes Vorgehen. Hat eine Methode keinen Erfolg, wechselt er sofort die Strategie. Ist ein Ziel erreicht, ergibt sich für ihn schon das nächste, unaufhörlich dreht sich das Rad. An jedem Ende steht ein neuer Anfang. Immer neue Inspirationen verlangen nach Umsetzung. Da ihm seine Inspirationen mitunter den Schlaf rauben, versucht er mit Kaffee, durch die Nacht zu kommen.

In seiner Aktivität ist er nicht zu bremsen. Er steht zu seinem Ehrgeiz, auch wenn zwischenmenschliche Beziehungen darunter leiden oder ganz auf der Strecke bleiben. Ein Partner braucht viel Geduld und Anpassungsbereitschaft und so mancher Freund könnte sich vor den Kopf gestoßen fühlen, wenn er etwas unsanft in die Schranken gewiesen wird. Er glaubt fest an seine Sache, an unnötige Zweifel verschwendet er keinen Gedanken. Durch sein unerschütterliches Vorwärtsgehen bewirkt er einerseits viel, verliert andererseits auch einiges auf der menschlichen Ebene.

Seine permanente Konzentration auf Pläne und Ziele wirken sich auf sein vegetatives Nervensystem aus, Unruhe, Zittern, Nervosität und Schlaflosigkeit bestimmen seine Befindlichkeit. Dass er menschlich etwas vereinsamt, nagt hin und wieder doch an ihm und macht ihn melancholisch oder teilweise auch depressiv.

Häufige gesundheitliche Störungen: Kopfschmerzen, Stresssymptome

Homöopathisches Umstimmungsmittel: Coffea, Nux vomica

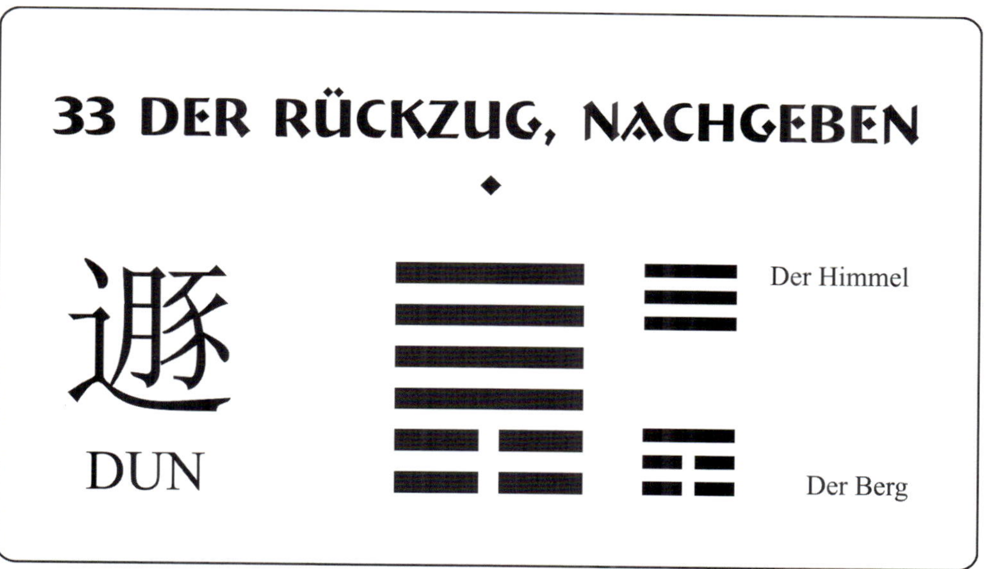

Abb.: 33 Der Rückzug, nachgeben

Der Typ Dun – Hexagramm 33

Der Typ Dun strahlt Autorität und Vitalität aus, er ist kreativ und ein guter Stratege. Nach außen wirkt er hart und etwas versteinert, er begegnet den Menschen zunächst mit einer gewissen Arroganz, er zeigt gerne Würde, Erhabenheit und Distanz. Er hat feste Prinzipien und ist bereit, diese gegen Widerstände zu verteidigen. Er hat Schwächen, die er gut zu verbergen weiß; niemand vermag ihn zu durchschauen. Vielleicht ist seine größte Schwäche auch nur sein weicher Kern, den er nicht zeigen möchte. Einem Menschen mit Macht- und Führungsanspruch, wie er ihn erhebt, kann keine Schwäche zeigen. Schon gar nicht Weichheit. Er glaubt, hart wirken zu müssen, um anerkannt zu werden. Wer ihn näher kennenlernt, dem offenbart er sein eigentliches Wesen, so z. B. einem Partner. Im familiären privaten Bereich ist er weich und nachgiebig, für die Außenwelt wirkt er eher hart und unnahbar. Der Firmenchef oder Polier vom Typ Dun wirkt hart und unnahbar, neigt jedoch nicht zu Wutausbrüchen und cholerischen Anfällen, nicht zur Schikane und nicht zu despektierlichen Umgangsformen. Abfällige Bemerkungen, abschätzige Behandlung von Mitarbeitern, Kollegen, Untergebenen liegen ihm fern. Seine Autorität, die er genießt, rührt einerseits von fachlichem Wissen, andererseits von würdigem Umgang mit anderen. Die Würde seiner Umgangsformen macht ihn zwar unnahbar, aber auch in irgendeiner Weise unangreifbar und bringt ihm Respekt ein.

Seine Energie konzentriert sich im Brust- und Kopfbereich, er denkt viel und grübelt, so lange, bis sich Schwäche und Müdigkeit, geistig wie körperlich, einstellen und er sich auf sich selbst zurückzieht. Die meisten Symptome konzentrieren sich entsprechend im Kopfbereich. Nervosität, Reizhusten, trockene Schleimhäute und Zusammengeschnürtsein im Brustbereich machen ihm immer wieder zu schaffen.

Häufige gesundheitliche Störungen: Infektanfälligkeit, Durchblutungsstörungen, Erschöpfung

Homöopathisches Umstimmungsmittel: Zincum metallicum

Antidot: Hexagramm 34

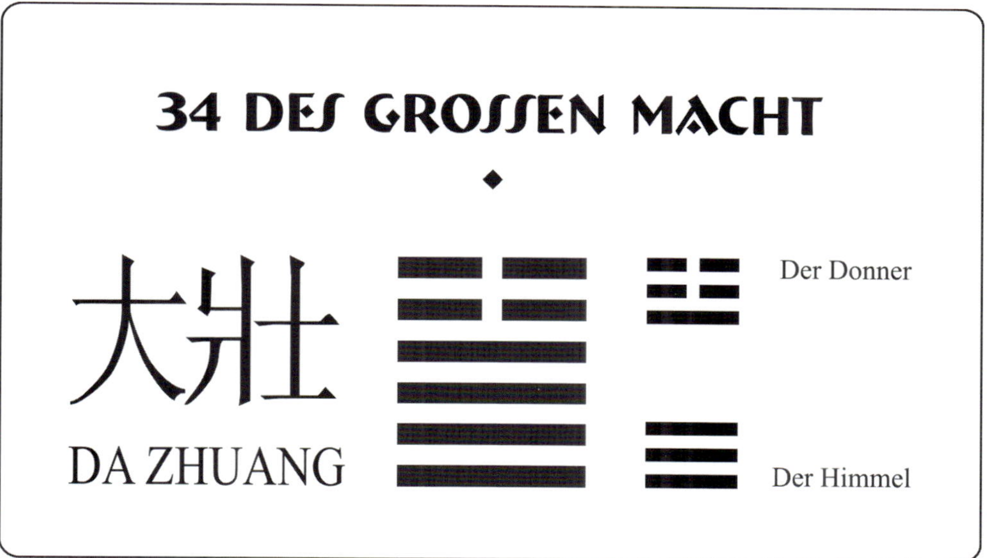

Abb.: 34 Des Großen Macht

Der Typ Da Zhuang – Hexagramm 34

Der Typ Da Zhuang steht unter umgekehrten Vorzeichen wie der Typ Dun. Er besitzt wie dieser Autorität, Macht- und Standesbewusstsein, Respekt von anderen und für andere. Stolz ist er und ambitioniert.

Allerdings wirkt er äußerlich nicht hart und unnahbar wie der Typ Dun, sondern er täuscht eine Weichheit und Flexibilität vor, die er eigentlich nicht besitzt. So mag sich mancher getäuscht sehen, wenn er mit ihm in Konflikt gerät. Ein kleiner Verbalausbruch, ein schroffes Zurechtweisen liegt durchaus im Bereich des Möglichen, wenn auch üble Beschimpfungen ausbleiben. Er ist äußerlich wie innerlich stabil, hat einen scharfen Blick für die Dinge, analysiert und erkennt vieles in seinem Wesen. Er ist kreativ und durchsetzungsfähig, auch willens, seine Ideen in die Tat umzusetzen. Hier entwickelt er einen gewissen Ehrgeiz. Seine Offenheit für Dinge, die ihm völlig fremd sind, lässt etwas zu wünschen übrig.

Sein Sachverstand verleiht ihm Respekt und sein relativ legerer Umgang mit Mitarbeitern und Mitmenschen allgemein tut dem keinen Abbruch. Etikette ist ihm allerdings sehr wichtig, er verlangt diese auch von denjenigen, die mit ihm zu tun haben. Hemd und Krawatte, Kostüm und Blazer, dies sind Kleidungsstücke, die man im Kleiderschrank des Typs Da Zhuang findet. Und die hängen geordnet in seinem Schrank, denn Ordnung muss sein.

Diese Betonung der Etikette, das aristokratische Element in ihm, lässt ihn manchmal gezwungen wirken, auch ein geselliges Beisammensein kann sich von der Atmosphäre etwas steif und gezwungen gestalten. Ein würdiges Ambiente ist ihm immer wichtig, Kneipen, „Spelunken" sind nicht die Orte, die er aufsuchen möchte. Seine Vorlieben ist er durchaus bereit, mit Macht kundzutun.

Da er sich selbst Zwänge auferlegt, fehlt ihm manchmal die Luft zum richtigen Durchatmen. Wie in einem Korsett eingeschnürt kommt er sich manchmal vor, das ihm Nadelstiche in die Flanken setzt und seinen Brustkorb einengt und ihm so eine gewisse innere Unruhe beschert.

Häufige gesundheitliche Störungen: Nervöse Störungen, Atembeschwerden

Homöopathisches Umstimmungsmittel: Arsenicum album

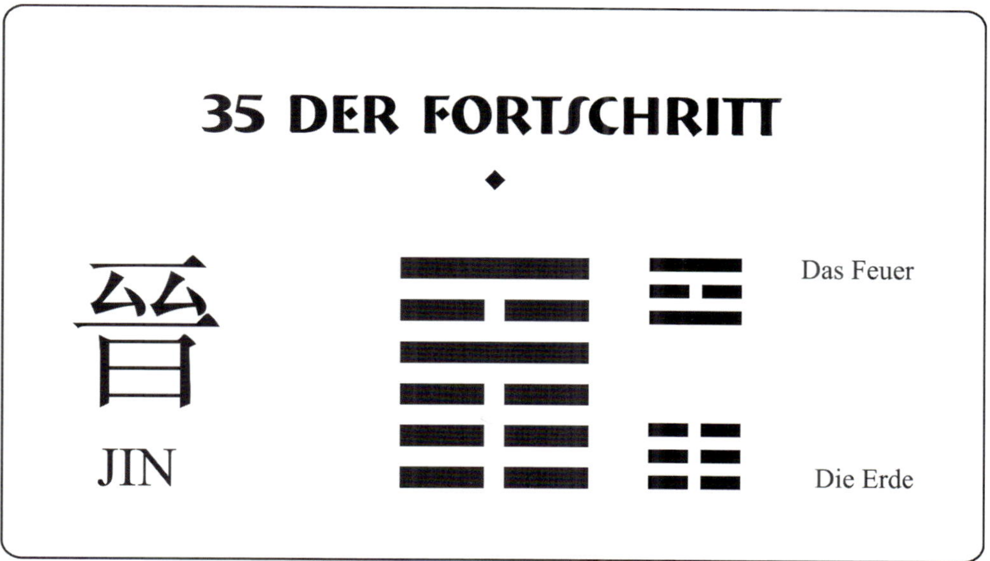

Abb.: 35 Der Fortschritt

Der Typ Jin – Hexagramm 35

Der Typ Jin ist zunächst ein ruhiger Zeitgenosse, gut geerdet und zufrieden mit sich und der Umwelt. Er ist mit einer gewissen Ausdauer ausgestattet, die ihm hilft, seine vielen Ideen, die er hat, umzusetzen und in Bares und gesellschaftlichen Aufstieg umzumünzen. Seine Ideen sind teilweise brillant, immer wieder durchziehen ihn Geistesblitze. Auf einem soliden Fundament gehen seine Gedanken und Ideen immer weiter, sodass er weithin bekannt werden kann und sein Stern am Firmament aufgeht. Diese Zuversicht hat er und nicht zu Unrecht, denn Solidität und Kreativität sind eine gute Kombination. Preise und Auszeichnungen lassen nicht lange auf sich warten, jedoch muss er darauf achten, die Bodenhaftung nicht zu verlieren und abzuheben. Die Gefahr des Abhebens besteht durchaus, die Idee, dass alle Bäume in den Himmel wachsen müssen beflügelt ihn insoweit, dass er im Voraus bereits große Anschaffungen tätigt, ohne zu wissen, wie das Ende ausgeht. Bleibt er im Rahmen der Vernunft, dann steht ihm der Weg nach oben offen, ist sein Fortschritt unaufhaltsam.

Sein hitziges Temperament hat er durch seine Erdung gut im Griff, auch der Stolz auf seine Leistungen wirkt nicht zu aufdringlich, auch wenn er sich gern im strahlenden Lichte seines Erfolges sonnt.

Seine vorwiegend sitzende Tätigkeit und relative Bewegungsarmut sorgen für eine langsame Verdauungstätigkeit, mitunter sammelt sich Luft im Darm und bläht ihn auf, sodass ihm schlecht wird oder er eine gewisse Herzenge verspürt.

Häufige gesundheitliche Störungen: Blähungen, Herzstiche, Herzschwäche

Homöopathisches Umstimmungsmittel: Colchicum

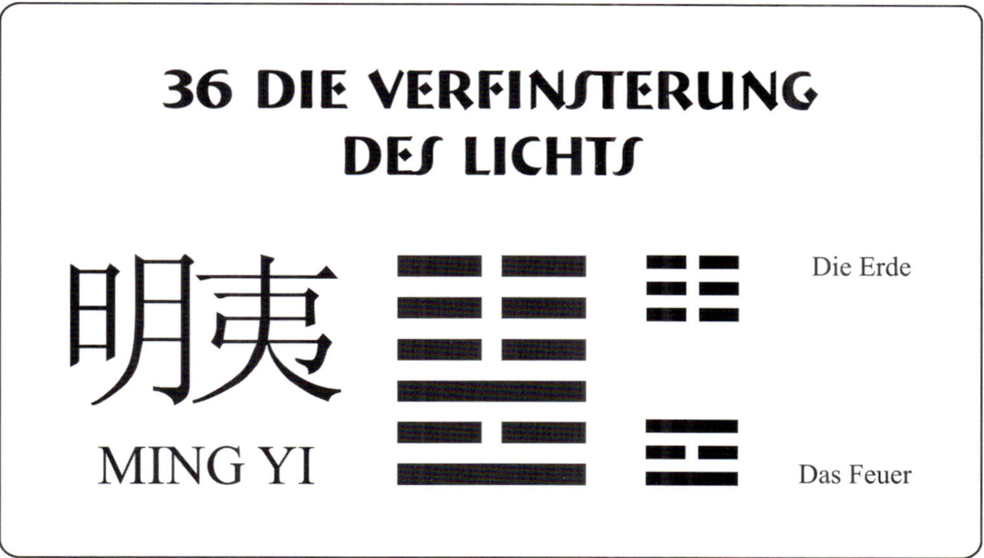

Abb.: 36 Die Verfinsterung des Lichts

Der Typ Ming Yi – Hexagramm 36

Der Typ Ming Yi hat viele Ideen, er besitzt Kreativität, er ist geistreich und ist mit Witz und Esprit ausgestattet. Er macht viele Pläne und entwickelt Konzepte, aber nach außen trägt er diese selbst nicht. Sein Licht strahlt im Verborgenen. Anders als der Typ Jin sucht er nicht die große Öffentlichkeit, Lob und Preis bereiten ihm keine Freude, machen ihn nicht glücklich. Nach außen gibt er sich bescheiden und zurückhaltend, er stellt sein Licht permanent unter den Scheffel, lässt anderen den Vortritt, sich seiner Fähigkeiten stets bewusst. Seine ruhige bescheidene Art, seine Fähigkeit, sich zurückzunehmen in Gesprächen und Diskussionen, sind sein Rezept, Schwierigkeiten und Konflikte zu vermeiden. Dass ihm damit meist die Anerkennung versagt bleibt, die ihm zustehen würde, nimmt er bewusst in Kauf.

Stellen sich ihm Hindernisse in den Weg, hält er an seiner Überzeugung fest. Seine Anpassung an Situationen und fremde Meinungen ist rein äußerlich, innerlich bleibt er fest bei sich selbst. Wankelmut und die Übernahme fremder Meinungen sind seine Sache nicht, sein Lebensmotto heißt Selbsttreue. Seine Herzensausrichtung bleibt stets gerade, auch wenn er sich vorübergehend äußerlich an die gegebenen Verhältnisse anpassen muss. Er ist geduldig, kann den Wandel der Zeit und Umstände gut abwarten und aussitzen. Solange die Umstände es nicht erlauben, gibt er nichts von seiner Meinung, seiner inneren Einstellung, preis. Er bleibt verschlossen, öffnet sich dann, wenn die Zeit hierfür reif ist.

Er sieht die Dinge mitunter etwas düster. Durch seine Emotionslosigkeit nach außen wirkt er etwas lethargisch und freudlos. Mitunter macht ihm sein Augenlicht etwas Sorge, die Augen wirken häufig übermüdet.

Häufige gesundheitliche Störungen: Augenprobleme, Herzschwäche

Homöopathisches Umstimmungsmittel: Aurum metallicum

Antidot: Hexagramm 35

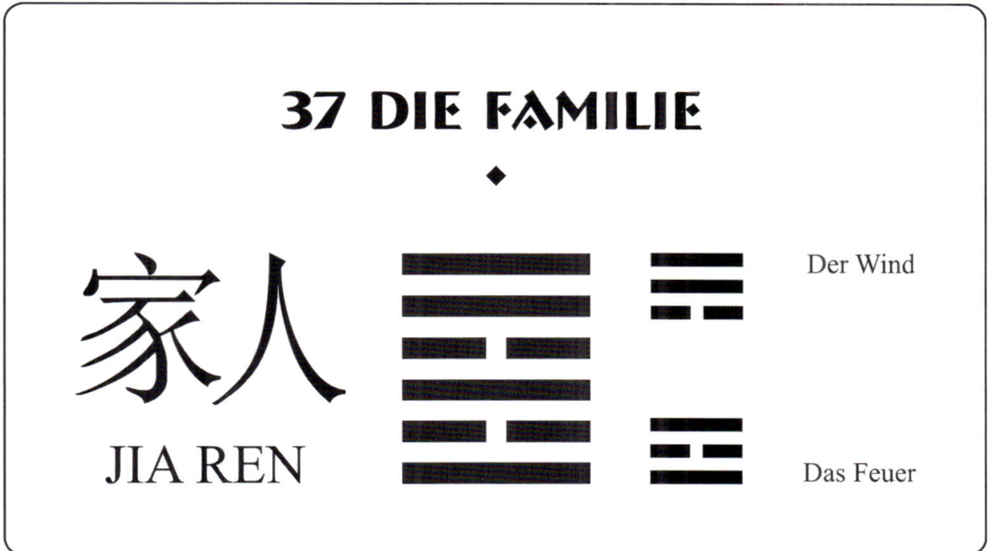

Abb.: 37 Die Familie

Der Typ Jia Ren – Hexagramm 37

Der Typ Jia Ren ist ein emotionaler temperamentvoller Mensch, der eine Familie als ruhenden Pol braucht. Er liebt die Ordnung, insbesondere innerhalb der Familie, die Hierarchien müssen klar sein, jedes Familienmitglied hat seinen Platz. Der männliche Jia-Ren-Typ sucht seien Arbeitsplatz außerhalb des Hauses, die Jia-Ren-Frau eher innerhalb. Tendenziell befürwortet der Jia-Ren-Typ die traditionelle Rollenverteilung. Als Vater bzw. Mutter ist der Jia-Ren-Typ fürsorglich, mit einer gewissen Portion Autorität ausgestattet, hitzige Debatten sind nicht ausgeschlossen, lösen sich am Ende aber immer wieder in Rauch auf. Unsachlich geht es nie zu. Der Jia-Ren-Typ legt Wert auf Sachlichkeit, Tatsachen sind das, worauf er sich bezieht, ob innerhalb oder außerhalb der Familie. In seinem Handeln ist er stabil und berechenbar, konsequent und stringent.

Laufen die Dinge nicht so, wie sie dem Ordnungssinn des Jia-Ren-Typs entsprechen, wirkt er mitunter „durch den Wind", die Emotionen kochen hoch, die Selbstbeherrschung droht etwas verloren zu gehen. Am Ende obsiegt jedoch die Flexibilität, Nachgeben ist auch eine Fähigkeit, die der Jia-Ren-Typ besitzt.

Der Jia-Ren-Typ ist durchaus kreativ und mit einem gewissen Ehrgeiz ausgestattet. Der Jia-Ren-Mann will beruflich etwas erreichen, die Jia-Ren-Frau vor allem eine gute Hausfrau und Mutter sein, die in der Lage ist, ihre Kinder zu erziehen und ihnen eine gute Ausbildung angedeihen zu lassen. Davon darf auch die Umwelt erfahren.

Das Straffe, Stringente auf der einen Seite und das emotionale Element auf der anderen Seite sorgen mitunter für ein gewisses emotionales Ungleichgewicht, für Nervenbelastung und entsprechende Symptome wie Kopfschmerzen oder Herzklopfen. Wollen die Kinder nicht so wie die Mutter, kann sie ungeduldig werden und diese Ungeduld kann sich steigern bis hin zur Ablehnung der gesamten Familie, für die sie am Ende überhaupt keine Liebe mehr empfinden kann.

Häufige gesundheitliche Störungen: sympathische Überreizung, vegetative Dystonie

Homöopathisches Umstimmungsmittel: Sepia

Antidot: Hexagramm 38

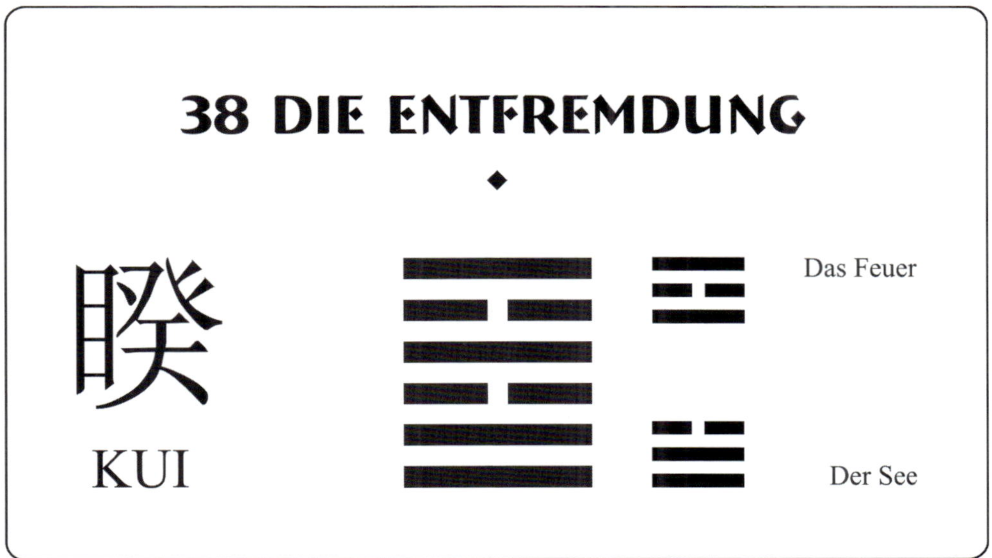

Abb.: 38 Die Entfremdung

Der Typ Kui – Hexagramm 38

Der Typ Kui ist ein lebensfroher Mensch, offen, extrovertiert ohne zu aufdringlich zu wirken. Er strahlt Selbstsicherheit aus und wirkt anziehend auf andere Menschen. Seine grundlegende Fröhlichkeit hindert nicht daran, dass er mit einigem Eifer und Ehrgeiz behaftet ist. Er ist ideenreich, tauscht sich hierüber gern mit anderen aus, um sich in einem anderen Moment zurückzuziehen und weiter in den Tiefen seines Selbst über die Sache nachzudenken.

Er ist emotional und vernünftig zugleich, Emotionalität und nüchterne Vernunft paaren sich in der Persönlichkeit des Kui-Typs. Dass die Emotionen nicht mit ihm durchgehen, dafür sorgt sein starkes Wasserelement. Dies zieht ihn immer wieder auf den Boden der Tatsachen zurück. Es verhindert auch sein Abheben bei Erfolgen. Er ist selbstbewusst und bescheiden zugleich, er sucht nach Möglichkeiten des Aufstiegs, geht dabei aber auf leisen Sohlen voran. Ein gewisses Maß an Aggressivität bleibt, es wird aber nie das dominante Element. Er kann mit Goethe sagen „zwei Herzen schlagen, ach, in meiner Brust“: Und die sind Vernunft und Emotionalität.

Andere von ihrem Platz zu vertreiben, nur um selbst an deren Stelle zu treten, liegt nicht in seinem Sinn. Die unterschiedlichen Wesenszüge seines Charakters fügen sich in ihm zu einem großen harmonischen Ganzen zusammen, das für jeden einsehbar und verstehbar ist.

Seine gegensätzlichen Eigenschaften, die er in sich vereint, verwirren ihn mitunter selbst, wenn die Ideenflut zu intensiv wird, ein Auftritt ansteht oder er im Reisefieber befindlich ist, dann können sich Herzklopfen und Durchfall einstellen.

Häufige gesundheitliche Störungen: Blasenstörungen, Herzerkrankungen

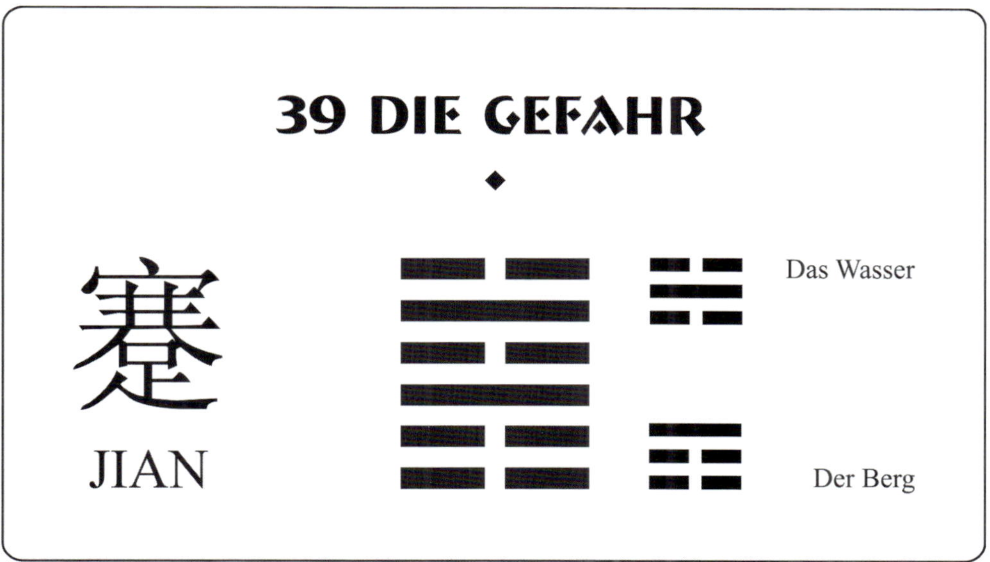

Abb.: 39 Die Gefahr

Der Typ Jian – Hexagramm 39

Der Typ Jian ist ein ruhiger Zeitgenosse, gefestigt, innerlich stabil, willensstark und mit einer guten Portion Übersicht ausgestattet. Er sucht Ruhe und Sicherheit, Ehrgeiz und Hektik sind seine Sache nicht. Er lebt gern zurückgezogen, liebt das Wasser und die Berge, da er hier die ersehnte Ruhe findet. Das hektische Stadtleben lehnt er ab, Abenteuer reizen ihn nicht. In Abenteuern sieht er nur Gefahren, denen er sich nicht aussetzen will. Er treibt lieber in ruhigen Gewässern, ist an geistigen Dingen interessiert, liest gern und eignet sich so eine gute Bildung an. Die Zeiten der körperlichen Ruhe werden höchstens durch kurze Spaziergänge unterbrochen. Geht er aus dem Haus, überlegt er genau, welchen Weg er gehen will, er nimmt stets den sichersten Weg, auch wenn dieser länger ist als ein anderer.

Seine Stabilität und Geradheit, die Mischung aus Weisheit und der Eigenschaft, ein guter geduldiger Zuhörer zu sein, machen ihn für manchen zu einem Rettungsanker. Er selbst sucht ebenfalls den Rat von Leuten auf, denen er vertraut. Zu viel Trubel um sich herum lehnt er jedoch ab. Viel Besuch will er nicht empfangen, höchstens zwei Personen auf einmal, damit nicht zu viel Hektik entsteht. Gefahren sieht er überall, so erklärt sich auch sein Misstrauen, das er etwa Fremden gegenüber hegt. Da er nicht besonders vertrauensselig ist, haben es Gauner und Betrüger recht schwer bei ihm. Er leistet nicht leichtfertig irgendwelche Unterschriften, darin steckt zu viel Gefahrenpotenzial.

Man könnte ihn fast schon eigenbrötlerisch nennen, da er sich sehr auf sich selbst konzentriert und sehr zurückgezogen lebt, lieber zuhört als redet. Ihn aus der Reserve zu locken, gestaltet sich schwierig.

Seine Bewegungsarmut sorgt dafür, dass er körperlich recht schwach ist, er gern an Gewicht zulegt.

Häufige gesundheitliche Störungen: Kreislaufschwäche, Rückenschmerzen

Homöopathisches Umstimmungsmittel: Ledum palustre

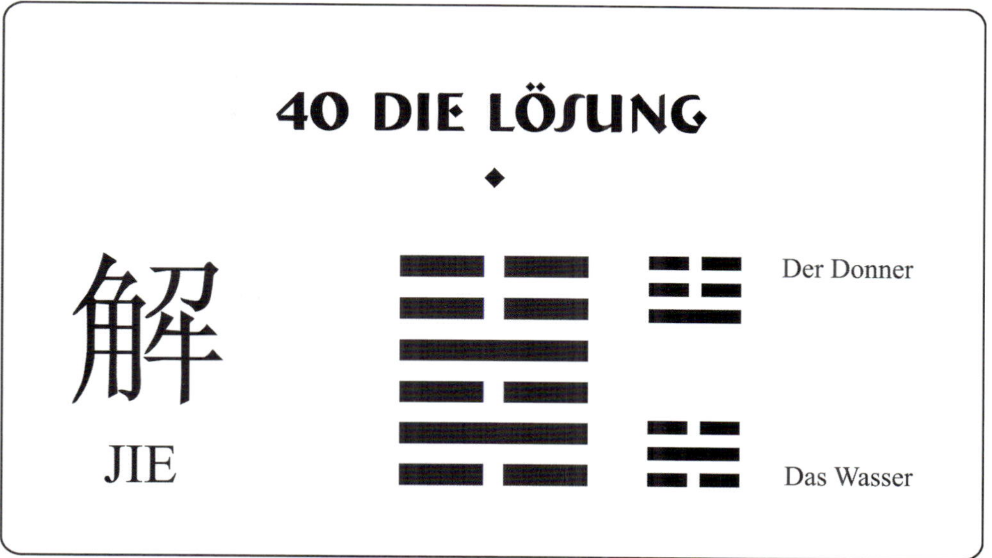

Abb.: 40 Die Lösung

Der Typ Jie – Hexagramm 40

Der Typ Jie ist im Grunde seines Wesens ein ruhiger Zeitgenosse, zurückhaltend, aber nach allen Seiten hin offen, aber vorsichtig. Erkennt er eine Gefahrensituation, handelt er schnell und entschlossen, um Schaden abzuwenden. Sein Handeln ist überhaupt stets darauf ausgerichtet, Gefahr zu vermeiden; dennoch besitzen seine Aktionen trotz aller Vorsicht Durchschlagskraft. Vorsicht, ein feines Gespür für Gefahrensituationen, promptes geschicktes Handeln zeichnen ihn aus. Mit diesen Eigenschaften löst er sich immer wieder aus brenzligen Situationen. Als Gefahrensituation gilt für ihn jede Situation, in der er in irgendeiner Weise Nachteile davontragen könnte. Mit großer Aufmerksamkeit verfolgt er das, was sich um ihn herum abspielt, versucht, selbst keinen Angriffspunkt zu liefern, andere bezüglich seiner Eigenschaften und Absichten „im Trüben fischen" zu lassen. Fühlt er sich angegriffen, ist für ihn der Gegenangriff die beste Verteidigung. Ein Verbalausbruch, mit dem keiner gerechnet hat, beendet die Sache meist schnell und abrupt. Hat der „Angreifer" seinen Fehler jedoch eingesehen, ist er schnell konziliant und zur Verzeihung bereit. Dann kehrt schnell wieder Ruhe ein und das Problem ist gelöst.

Seine Fixierung auf Gefährdung seiner Person und die damit verbundene Anspannung lassen ihn mitunter erschaudern und zittern. Dies tritt auch dann auf, und dann am ganzen Leib, wenn er sich in die Verteidigungsposition gedrängt sieht. Dann spielen nicht nur Ängste, sondern auch Wut und Zorn in das Geschehen mit hinein.

Häufige gesundheitliche Störungen: Ängste, Tremor, Schwindel

Antidot: Hexagramm 39

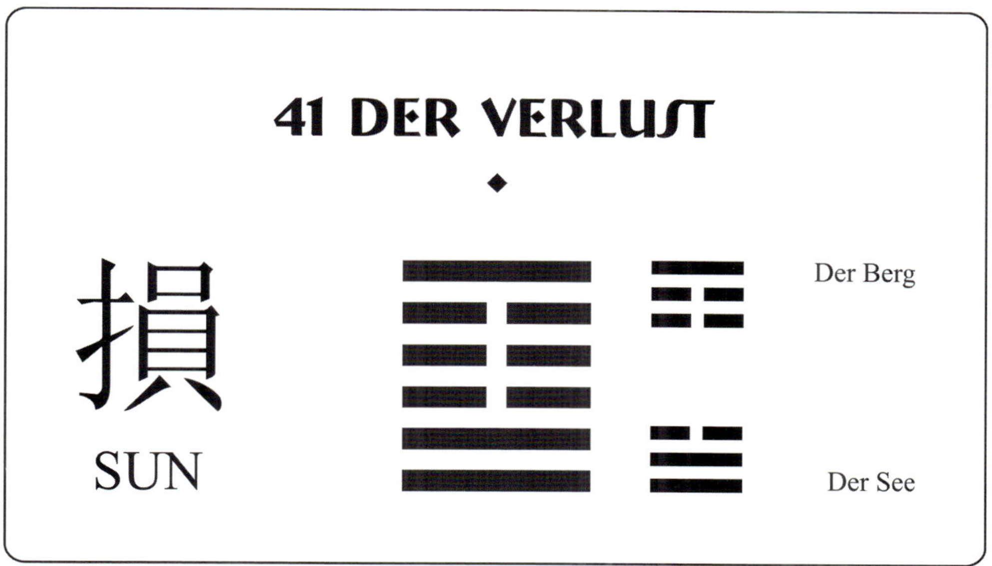

Abb.: 41 Der Verlust

Der Typ Sun – Hexagramm 41

Der Typ Sun ist ein ruhiger optimistisch in die Welt blickender Zeitgenosse. Er hat sich durchaus Ziele im Leben gesetzt, geht diese aber ruhig an. Für die Verwirklichung seiner Ziele nimmt er sich Zeit, er lässt die Dinge eher auf sich zukommen, als sie aktiv und mit Ehrgeiz anzusteuern. Der Erfolg wird sich zu gegebener Zeit einstellen, ihn forcieren zu wollen, macht für ihn keinen Sinn.

Seine Aktionen und Reaktionen sind eher gelassener Natur. Eine gewisse innere Leere, d. h. Genügsamkeit, zeichnet ihn aus. Einfachheit, Schmucklosigkeit und Schlichtheit sind Qualitäten, die er schätzt. Luxus und Prunk lehnt er ab, so wie materielle Werte ihn generell nicht interessieren. Was für andere Verzicht und Verlust wäre, gilt für ihn als geistiger Gewinn. Selbst wenn er materiellen Verlust erleidet, kann er dies gelassen hinnehmen. Er pflegt die Leere der Askese und hierin wie in anderen Dingen ist er fest und unerschütterlich.

Er hält nicht verbissen fest an bestimmten Gedanken oder Ideen, lieber lässt er sich etwas treiben wie ein Blatt im Wind oder die Wellen auf dem See, er bleibt locker und gelöst, auch wenn sich das Ergebnis eines Unterfangens sich nicht seinen ursprünglichen Vorstellungen entsprechend gestaltet. Er geht drüber hinweg und steuert den nächsten Hafen an.

Askese, Ruhe, Gleichmut, Flexibilität und Optimismus zeichnen sein Charakterbild aus. In Gesprächen merkt er, dass er oft nicht verstanden wird. Diese Tatsache und die, dass er tatsächlich wenige Gesinnungsgenossen hat, stimmen ihn mitunter etwas melancholisch.

Aufgrund seiner etwas kargen Ernährungsweise leidet er mitunter unter Müdigkeit, Anämie und körperlicher Schwäche.

Häufige gesundheitliche Störungen: Blutarmut, Immunschwäche, chronische Müdigkeit

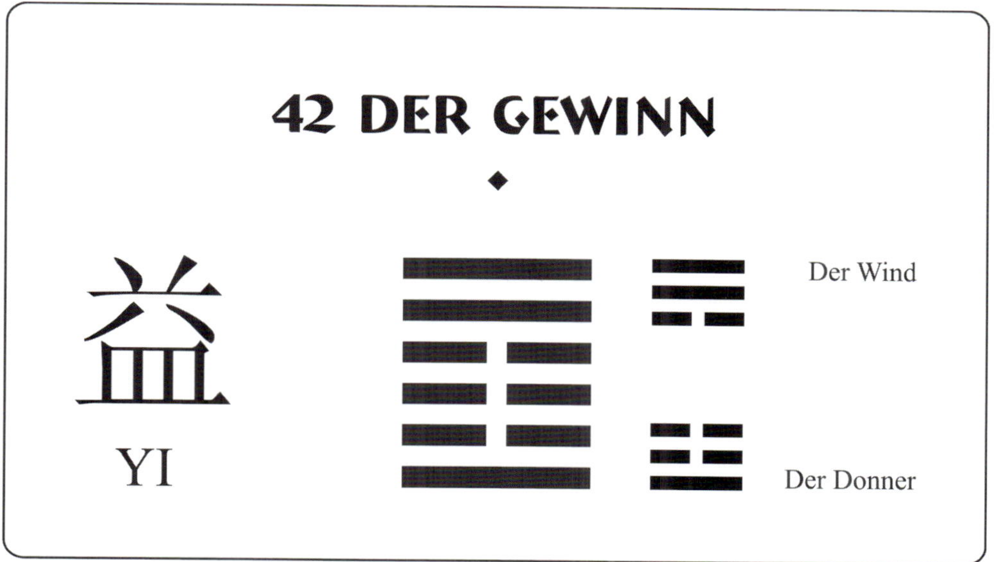

Abb.: 42 Der Gewinn

Der Typ Yi – Hexagramm 42

Der Typ Yi ist, ganz anders als der Typ Sun, gewinnorientiert, die Vermehrung seiner materiellen Güter ist ihm sehr am Herzen gelegen. Für die Verfolgung seiner konkreten Ziele tritt er aktiv und vehement ein. Er schaut sich die Konstellationen genau an, vertraut teilweise auch auf die Astrologie, um keinen Fehler zu machen. Interessiert ihn etwas, greift er sofort zu. Er ist der geborene Profibroker. Tag und Nacht befindet er sich im Wirbelstrom geschäftlicher Spekulationen und Aktionen, in seinem Gehirn herrscht Dauergewitter. Er beobachtet den Verlauf und die Entwicklung der Dinge genau, um Fehler zu vermeiden oder, gegebenenfalls, sie sofort korrigieren zu können. Die hierzu notwendige Flexibilität besitzt er.

Die Mehrung seines Gewinns ist sein hauptsächlicher Lebensinhalt. In der Vermehrung seiner materiellen Güter sieht er sich als Mensch bestätigt. Er braucht diesen Erfolg wie die Luft zum Atmen. Für andere, die mit ihm zu tun haben, kann der Umgang mit ihm recht anstrengend werden, da er nur ein Hauptthema hat und recht ungehalten reagieren kann, wenn er sich gebremst sieht.

Es bleibt nicht aus, dass ihn die Hektik seines Lebensstils auch innerlich erschöpft. Er fühlt sich mitunter etwas durch den Wind, zeigt Reaktionen zwischen Jähzorn und Niedergeschlagenheit, insbesondere, wenn ihm etwas misslingt. Schwere Stimmungsschwankungen zeichnen ihn sowieso aus. Körperlich bereitet ihm sein Lebensstil durchaus auch Kopfschmerzen und Probleme im Magen-Darm-Trakt.

Häufige gesundheitliche Störungen: Kopfschmerzen, Tremor, Magen-Darm-Beschwerden

Homöopathisches Umstimmungsmittel: Nux vomica

Antidot: Hexagramm 40

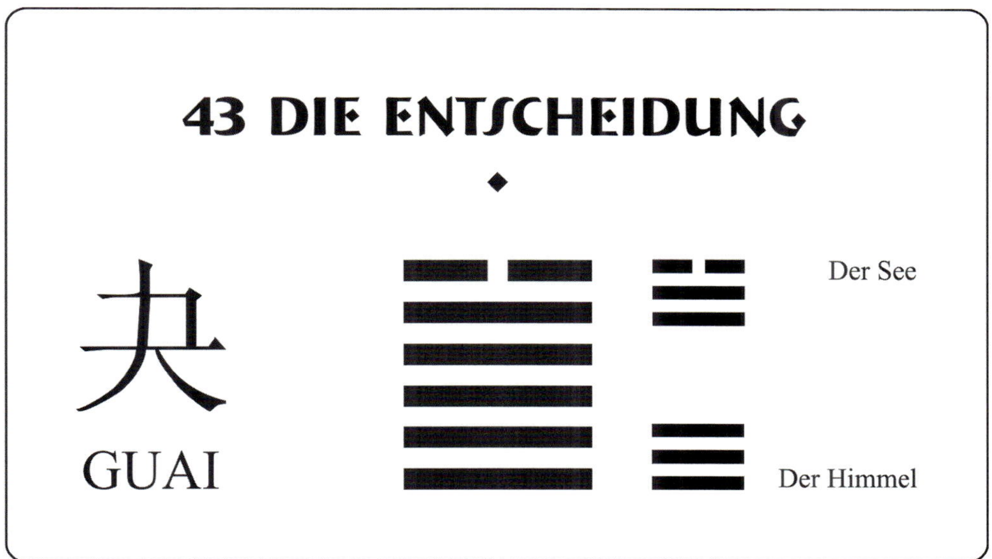

Abb.: 43 Die Entscheidung

Der Typ Guai – Hexagramm 43

Der Typ Guai ist ein kreativer Mensch mit vielen Ideen, Kreativität und Originalität zeichnen ihn aus. Er ist ausgestattet mit Autorität, Führungsanspruch und einem gewissen Charisma. Er durchdenkt die Dinge von Grund auf und bis in die Tiefe, Oberflächlichkeit ist ihm fremd. Klare Zielsetzungen prägen sein Denken, Entscheidungen zu treffen ist sein täglich Brot. Er besitzt jedoch eine gewisse Gelassenheit, er überblickt die Dinge, über die er zu entscheiden hat, aus der Vogelperspektive, ist nicht zu sehr involviert. Hat er sich eine Meinung gebildet oder ist er zu einer Entscheidung gelangt, spricht er offen darüber, legt seine Argumente und Gründe dar, er legt Wert darauf, von allen verstanden zu werden. Im Grunde geht er jedes Problem auf diese Art und Weise an, dass er alle Varianten geistig durchspielt, alle Eventualitäten berücksichtigt, ohne selbst zu viel von sich in die Sache hineinzugeben, bis er am Ende zu einer Entscheidung gelangt, die er dann offen darzulegen sich bemüht. Dabei wirkt er manchmal etwas pedantisch bis stur, mache mögen ihm auch eine gewisse Überheblichkeit vorwerfen, wenn er ins Argumentieren gerät.

Er ist optimistisch und durchaus auf Harmonie bedacht. Mitunter ist er willens, diese auch zu erzwingen, dann tritt seine aggressive Ader hervor, die er unter Normalumständen zu verbergen versteht. Widerspruch und lange kontroverse Diskussionen, ein Meinungswirrwarr, verträgt sein Führungsanspruch nicht gut. Rivalitäten und Grabenkämpfe liegen ihm allerdings nicht. Einvernehmen ist ihm wichtig. Mitunter muss er etwas die harte Linie fahren, um eine Entscheidung durchzusetzen, aber Kämpfe bis aufs Messer führt er nicht. Letzten Endes setzt er sich mit seiner Methode meist durch. Sein diplomatisches Geschick und seine Überzeugungskraft bringen ihm den Respekt der anderen sein.

Seine Problemwälzerei schottet ihn etwas ab, er bleibt meist in sich gekehrt und überlegt, wie er was anpacken soll. Das artet nicht selten auch in Stress aus. Nervliche Anspannung und dadurch bedingte muskuläre Verspannungen sind daher nicht selten.

Häufige gesundheitliche Störungen: Herzerkrankungen, Arteriosklerose, vegetative Dystonie

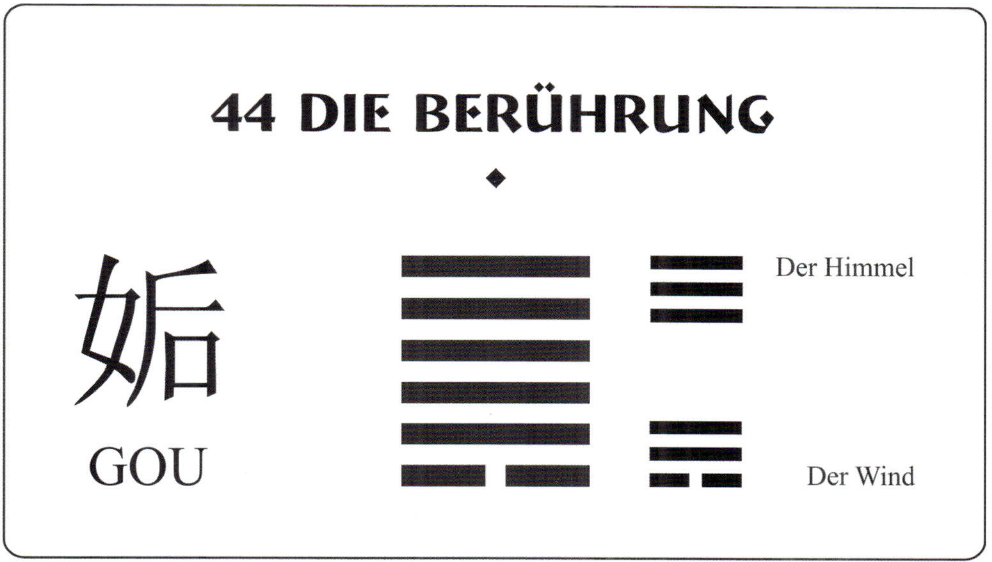

Abb.: 44 Die Berührung

Der Typ Gou – Hexagramm 44

Der Typ Gou ist ein kreativer Mensch und mit einer gewissen Originalität ausgestattet. In seinen Zielsetzungen und der Art und Weise der Zielverfolgung ist er nicht eindeutig festgelegt, er ändert relativ schnell seine Meinung und seine Strategien. Um wirklich effektiv und erfolgreich zu sein, fehlen ihm Konsequenz und Durchschlagskraft. Immer wieder stößt er auf Widerstände, die sich vor ihm aufbauen. Vertragsbindungen wie private Bindungen sind für ihn eine schwierige Angelegenheit, das Zaudern und die Angst vor dem Verlust von Flexibilität und dem Gebundensein vielleicht an einen stärkeren Partner lassen ihn immer wieder zurückschrecken. Damit verbaut er sich auch viele Chancen, die eine solche Verbindung für ihn mit sich bringen würde.

Er wählt lieber den Weg des sanften Abtastens, des Abwägens und muss fest bei der Hand genommen werden, sollen Verbindungen zustande kommen, die ihn weiterbringen; denn ihm fehlt der Blick für den richtigen Partner, das Gefühl für den richtigen Zeitpunkt vertraglicher Bindungen geht ihm ab. Damit ist er auch fette Beute für Betrüger. Findet er den richtigen Geschäftspartner, dann ist diese Verbindung sehr fruchtbringend für ihn und bringt ihn und seine Ideen zum Durchbruch.

Sein Leben und Wirken ist geprägt von viel Krampf und Kampf, wobei er sich selbst meist im Wege steht durch sein Zaudern und seine Startschwierigkeiten. Übernervosität und teilweise auch Hektik prägen sein Persönlichkeitsbild, was auch nicht förderlich ist, in wichtigen Situationen den klaren Kopf zu behalten.

Seine Nervosität, sein mentaler Stress, den er sich selbst macht, führt mitunter zu Kopfschmerzen, der Blutdruck ist meist erhöht, Missempfindungen hie und da stellen sich nicht selten ein.

Häufige gesundheitliche Störungen: Bluthochdruck, Nervosität, Kopfschmerzen

Antidot: Hexagramm 43

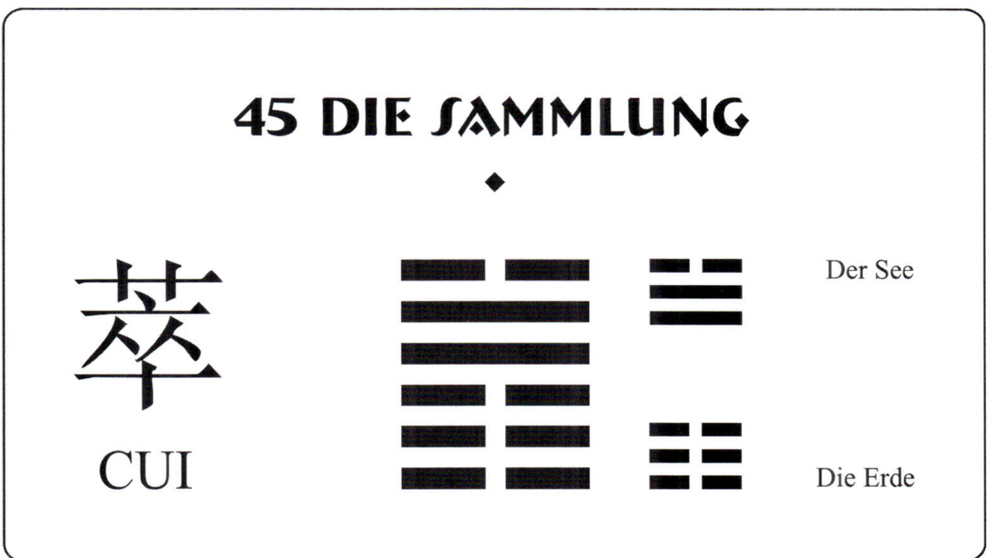

Abb.: 45 Die Sammlung

Der Typ Cui – Hexagramm 45

Der Typ Cui ist ruhig, stabil, offenherzig und optimistisch. Zielstrebigkeit ist nicht das, was ihn auszeichnet, er ist zu sehr mit sich selbst beschäftigt, mit Meditationsübungen, Bildungslektüre und der Sorge um die Eltern.

Er treibt in ruhigen Wassern, ist kein Mensch großer Worte, sondern nimmt lieber Informationen in sich auf über andere, über das Geschehen um sich herum. Er studiert fremde Verhaltensweisen und zieht seine Lehren daraus. Da er sich mit offenen Stellungnahmen weitestgehend zurückhält, auch Geheimnisse gut für sich behalten kann, gilt er als „stilles Wasser“. Diese sind bekanntlich tief. Dadurch, dass er viel bei sich und für sich behält, auch über sich selbst kaum Informationen herausgibt, ist er für die Umwelt kein offenes Buch und nicht leicht zu durchschauen. Er selbst weiß von der Umwelt mehr, als die Umwelt von ihm. So kann es vorkommen, dass er mitunter falsch eingeschätzt oder gar unterschätzt wird. Das weiß er und er ist für alle Eventualitäten gerüstet. Seine Hauptwaffen sind innere Festigkeit und Stärke. Was er sonst in petto hat, darüber redet er nicht, das bleibt im Verborgenen.

Er ist nach innen gekehrt, stellt keine besonderen Anforderungen bezüglich materieller Güter, was er sammelt, sind Informationen und eventuell irgendwelche Gegenstände wie Briefmarken, alte Bücher oder Ähnliches. Mit seinen Fähigkeiten könnte er sich durchaus auch höhere Ziele setzen, dies wäre ihm aber zu anstrengend. Dadurch entgeht ihm auch vieles, was er dann aber akzeptiert. Er folgt den Dingen, die da kommen, und nimmt sie an.

Einiges von dem, was er an Informationen sammelt, schlägt ihm durchaus auf den Magen, der recht empfindlich ist und manches nicht verdauen will. Auch Wasseransammlungen sind beim Typ Cui häufig zu finden, eine körperliche Manifestation seiner Tendenz, Dinge in sich zurückzuhalten.

Häufige gesundheitliche Störungen: Ödeme, Verdauungsstörungen

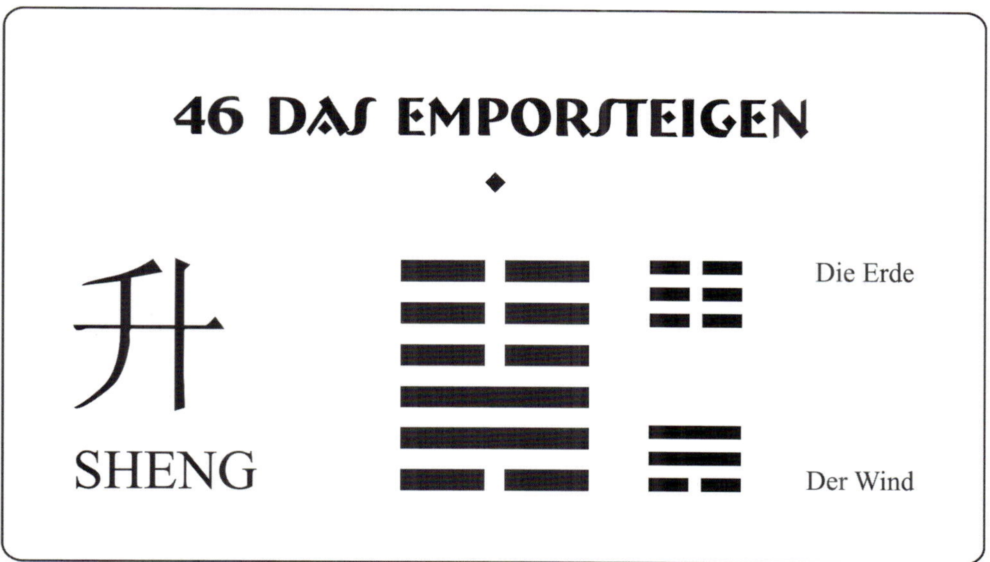

Abb.: 46 das Emporsteigen

Der Typ Sheng – Hexagramm 46

Der Typ Sheng ist ein ehrgeiziger Mensch, ausdauernd, geduldig und anpassungsfähig, mitunter etwas zerstreut. Es ist nicht leicht, ihn zu provozieren, Provokationen schlägt er in den Wind. Er passt sich an, den Situationen, in die er gerät, und den Menschen, mit denen er zu tun hat. Der Aufstieg, an dem er großes Interesse zeigt, ergibt sich für ihn ohne besondere Anstrengungen. Sein Gespür für das Richtige und die richtigen Beziehungen bringen ihn in die Erfolgsspur. Negativ ausgedrückt könnte man sagen, er versteht es, sein „Fähnchen nach dem Wind zu richten". Im positiven Sinn bedeutet es, er besitzt das Gespür für die richtigen Personen, denen er als Schüler folgen kann, die in der Lage sind, ihm zu Fähigkeiten und Fertigkeiten zu verhelfen, die ihn weiter vorwärts bringen. Er besitzt Talente, Eifer und Tatkraft, die aber der Lenkung bedürfen. Diese Kombination aus Anpassungsfähigkeit, Lerneifer, Bescheidenheit, Flexibilität und Nachgiebigkeit zusammen mit geschicktem Taktieren ermöglicht es ihm, seine Ziele zu erreichen, unauffällig, aber effektiv zu sein. Er wird nie als strahlende Persönlichkeit glänzen, kann aber seine Wirkung entfalten, auch auf hoher Ebene.

Die gewaltigen Höhen, in die er als „graue Maus" klettert, sorgen mitunter für Schwindel und Bauchgrimmen. Der Weg nach oben auf der Karriereleiter ist allerdings weit und erfordert viel Geduld. Er muss sich buchstäblich nach oben „dienen", in kleinen Schritten vorwärtsgehen.

Häufige gesundheitliche Störungen: Schwindel, Magen-Darm-Störungen, diabetische Stoffwechsellage

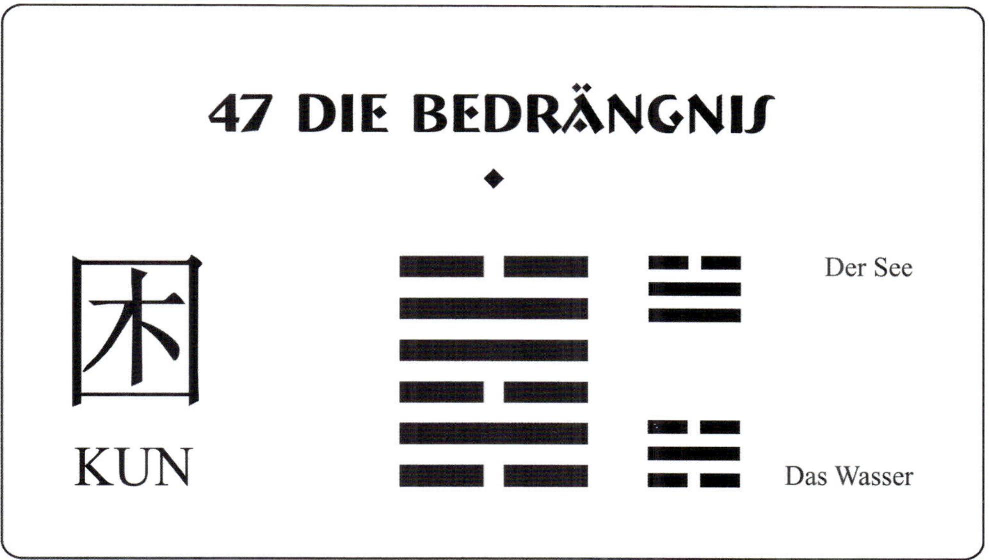

Abb.: 47 Die Bedrängnis

Der Typ Kun – Hexagramm 47

Der Typ Kun ist ein Mensch mit starkem Willen, zielstrebig und in seinem Wesen ein wenig tiefgründig und undurchsichtig. Obgleich er zunächst freundlich und zugänglich wirkt, ist er doch unnahbar und unterkühlt.

Er ist geistig ständig im Fluss, stets offen für Neues. Er hat Freude am Nervenkitzel, am Abenteuer. Gefahrensituationen sind ihm bekannt, er weiß, mit ihnen umzugehen. Er bietet solchen Situationen die Stirn, zeigt Stärke und eine gewisse Kälte. Seine Ziele hat er für sich klar definiert, seine Konzentration gilt ihrer Verwirklichung. Aber er arbeitet gern mit lauteren Mitteln, bietet möglichst keine Angriffspunkte, er verharrt in Ruhe, wenn dies angezeigt ist. Angreifer fischen stets „im Trüben". Einschüchterungsversuche oder Verleumdungen kommen bei ihm nicht an, da er seine Ziele beharrlich verfolgt. In Bedrängnis bringt er sich mitunter jedoch selbst, wenn ihm die notwendige Distanz oder Kühle fehlt oder er doch auf falsche Mittel und Wege zurückgreift oder wenn er Schwächen preisgibt. Das macht ihn angreifbar und er geht schnell mit wehenden Fahnen unter. Kommt er in stabiler Situation in Bedrängnis, etwa durch Intrigen, nimmt er den Kampf auf, baut einen sicheren Schutzwall um sich auf. Aggressivität und Wutausbrüche sind keine Methoden, die er zu seiner Selbstverteidigung einsetzt. Dafür ist er zu ruhig und abgeklärt, er besitzt eine gewisse „Größe", die es ihm erlaubt, über solch profanen Regungen zu stehen. Im wirklichen Ernstfall allerdings ist er in seiner Beharrlichkeit für die Verteidigung seiner Ziele und Interessen auch bereit, sein eigenes Leben einzusetzen anstatt den vernünftigeren Rückzug anzutreten.

Situationen der Intrigen und Verleumdungen erlebt er hin und wieder. Diese gehen durchaus nicht spurlos an ihm vorbei, sondern direkt an die Nieren. Dadurch bedingt ergeben sich Wasserverluste und Bedrängnis des Herzens.

Häufige gesundheitliche Störungen: Störungen im Wasserhaushalt, Nierenerkrankungen

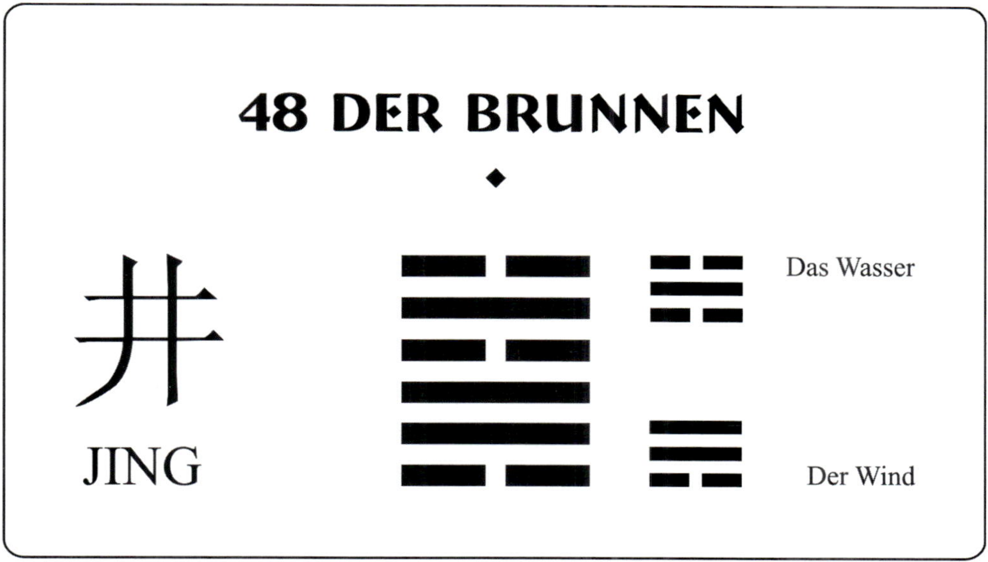

Abb.: 48 Der Brunnen

Der Typ Jing – Hexagramm 48

Der Typ Jing ist aktiv, arbeitsam, ehrgeizig, dabei anpassungsfähig und flexibel. Er ist unermüdlich, ein wahrer „Wasserträger", der immer wieder ohne Unterlass den gleichen Weg gehen kann, um sein Ziel zu erreichen. Aufgeben und Rückzug lehnt er ab, selbst wenn ein Unterfangen zwecklos erscheint. Er ist kein Einzelkämpfer, er versucht, Mitarbeiter und Mitstreiter für sein Engagement zu gewinnen. Sein Engagement beschränkt sich nicht nur auf die Verfolgung privater Ziele, sondern dehnt sich auch auf gemeinnützige und karitative Aktivitäten oder Nachbarschaftshilfe. Soziales Engagement nimmt überhaupt einen breiten Raum in seinem Leben ein.

Unmerklich erschöpfen sich seine Reserven letztlich doch, sodass er viele Projekte nicht zu Ende führen kann. „Der Krug geht so lange zum Brunnen, bis er bricht" ist ein Satz, der für ihn gelten kann. Merkt er, dass seine Kräfte schwinden, macht ihn das traurig und depressiv, seine Willenskraft leidet und weicht einer gewissen Ängstlichkeit. Er zieht sich frustriert aus dem aktiven Geschehen zurück, versucht jedoch, die Arbeit an seinen Projekten weiter voranzutreiben, um sie nicht aufgeben zu müssen.

Seine Aufgaben, seine unermüdlichen Aktionen bereiten ihm mitunter Rückenschmerzen und Muskelkrämpfe. Die Angst, seinen Aktivitäten nicht mehr nachgehen zu können, beschleicht ihn immer wieder und häufiger und ergreift letztlich vollends Besitz von ihm. Die Angst vor Erschöpfung, um die Gesundheit, um Projekte, Pläne und Ziele zermürben ihn und lassen ihn verzweifeln.

Häufige gesundheitliche Störungen: Angststörungen, Schmerzen bim Bewegungsapparat

Homöopathisches Umstimmungsmittel: Calcium carbonicum

Antidot: Hexagramm 47

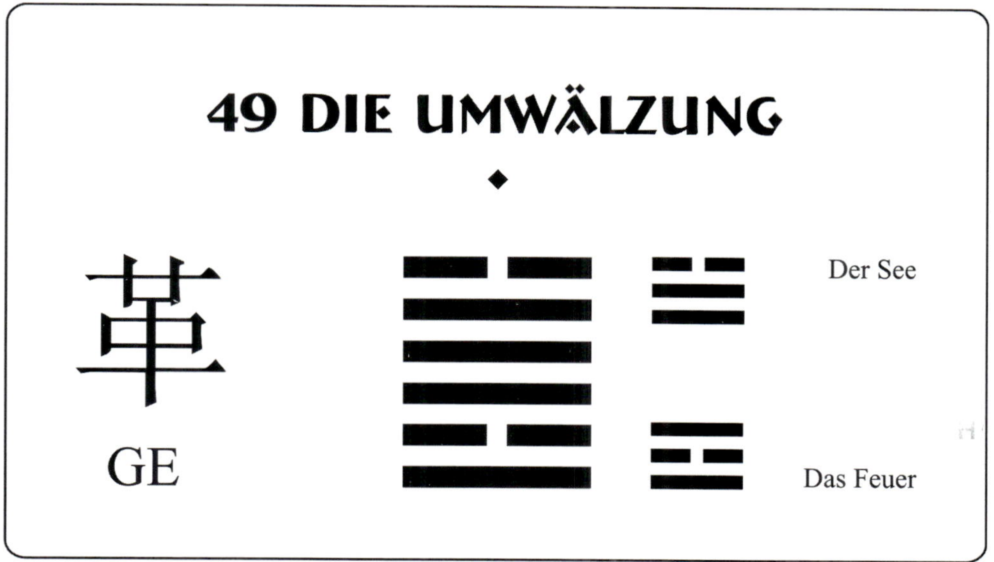

Abb.: 49 Die Umwälzung

Der Typ Ge – Hexagramm 49

Der Typ Ge ist ein temperamentvoller Mensch mit viel Übersicht und Klarblick, der sich beharrlich und besonnen seinen Aufgaben und Zielen widmet. Kultur und Bildung machen ihm Freude, er findet im Buch oder Museumsbesuch seinen Ausgleich zur Hektik des Alltags. Dieser wird vom Terminplaner bestimmt. Bevor jedoch Ungeduld und Nervosität sich in seinem Innern festsetzen, nimmt er sich die nötige Auszeit, ruhige Tätigkeiten wie Angeln oder eine Bootsfahrt bringen ihm Freude und sein Nervenkostüm ins Gleichgewicht.

Sein Denken wird von der Idee bestimmt, etwas bewirken zu wollen, nicht geringfügig, sondern etwas bedeutsames Wichtiges, das aufhorchen lässt. An einer großen Veränderung, einer Revolution, hängt sein Herz, eine revolutionäre Erfindung oder die Übernahme einer Aufgabe, einer Position, die niemand ihm zugetraut oder zugedacht hätte. Oder der komplette Ausstieg aus seinem bisherigen Leben, weg von Hektik und Terminen, hinein in das Leben als „Exot", als Baumhausbewohner im Urwald, als Entwicklungshelfer in Afrika oder Ähnliches, irgendetwas, worüber man spricht. Von dieser Idee ist er richtig besessen, nur der Zeitpunkt ist ihm nicht klar. Ihm ist bewusst, dass er den richtigen Zeitpunkt abwarten muss für einen Wechsel, eine glänzende Erfindung oder den Ausstieg. Wenn er den richtigen Zeitpunkt erwischt, wenn sein Timing stimmt, dann wird sein Unternehmen von Erfolg gekrönt sein. So vermeidet er auch, zu früh über seine Pläne zu sprechen.

Sein Ideen- und Gedankenreichtum bereiten ihm mitunter Kopfschmerzen, die Unsicherheit, wohin der Weg führen soll und wann, und die Vorfreude machen ihn manchmal auch nervös, lassen ihm das Herz im Leib hüpfen oder aber die Toilette häufiger aufsuchen als ihm lieb ist.

Häufige gesundheitliche Störungen: Herzklopfen, innere Unruhe, Darmstörungen

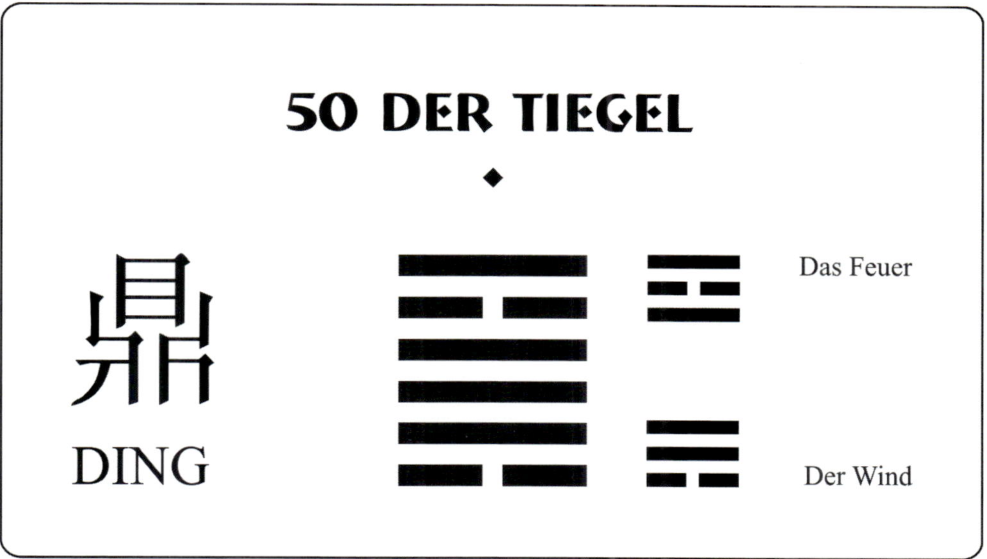

Abb.: 50 Der Tiegel

Der Typ Ding – Hexagramm 50

Der Typ Ding ist aktiv, flexibel, anpassungsfähig und ideenreich. Er besitzt viel menschliche Wärme, mit der er Eisberge zum Schmelzen bringt. Mit Höhergestellten weiß er gut umzugehen, wie er überhaupt weiß, Menschen zu behandeln und zu manipulieren. Aufmerksamkeit und Beobachtungsgabe vermitteln ihm ein feines Gespür für deren Bedürfnisse und Vorlieben und er ist stets bemüht, diesen gerecht zu werden. Er durchdringt den Charakter anderer und passt sich diesem an, so kommt er am besten durch alle Türen an sein Ziel. Auf Positionskämpfe muss er sich nicht einlassen, er besetzt stets die richtige. Anmaßung kennt er nicht, zu viel Bescheidenheit genauso wenig. Seine Arbeiten verrichtet er sorgfältig und beflissen mit Bedacht und Augenmaß. Was er beginnt, wird ein Erfolg, in dessen Glanz er sich sonnen kann. Bis dieser sich einstellt, kann es allerdings allerlei geistig-emotionale Verwirrungen geben, hysterische Reaktionen sind nicht ausgeschlossen. Überschwängliche Freude und Frust und Depression wechseln einander ab oder treten fast zeitgleich auf. Manische Depression ist beim Typ Ding keine Seltenheit.

Seine Anpassungsfähigkeit und seine Anpassung in vielen Situationen lässt ihn mitunter sein eigenes Ich etwas unterdrücken oder vergessen, was ihm mitunter ein Gefühl des Eingezwängtseins vermittelt. Die sich daraus entwickelnde Nervosität und die entstehende Hitze treiben ihm den Schweiß aus den Poren, der Brustkorb wird eng, die Muskeln verkrampfen sich.

Häufige gesundheitliche Störungen: Stresssymptome, Schwindel, nervöse Störungen

Homöopathisches Umstimmungsmittel: Natrium muriaticum

Antidot: Hexagramm 49

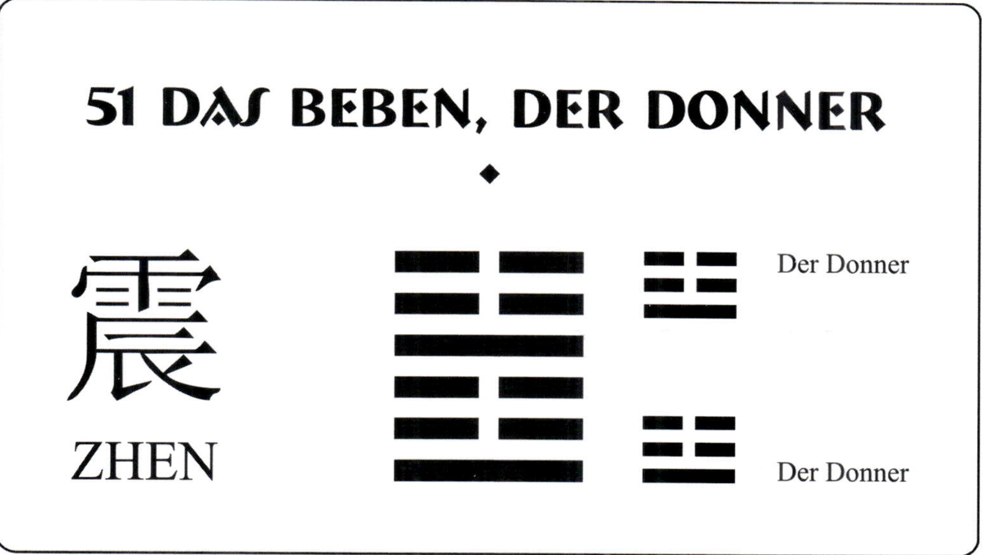

Abb.: 51 Das Beben, der Donner

Der Typ Zhen – Hexagramm 51

Der Typ Zhen ist spontan und abrupt in seinen Aktionen, reaktionsschnell und hoch sensibel, daher auch reizbar und impulsiv, teils cholerisch. Er bebt innerlich, ist immer in Aktion, Stillsitzen und einfaches Zuhören gehen ihm auf die Nerven.

Mit seiner durchschlagenden Energie ist er schnell auf dem Weg des Erfolges. Als Chef ist er gefürchtet, allein aufgrund seiner lautstarken Ausbrüche, die weithin vernehmbar sind. Zurückhaltung und Selbstbeherrschung gelingen ihm im Umgang mit Gleichgestellten, dem Partner, bei gesellschaftlichen Zusammenkünften. Hier möchte er sich keine Blöße geben und kaschiert seinen impulsiven Charakter. Er scheut sich, in Gesellschaften sein wahres Gesicht zu zeigen. Sein Plus ist, dass seine Wutausbrüche nicht auf Verletzung ausgerichtet sind, sondern lediglich Ausdruck seines impulsiven Temperaments sind. Wer solches erkennt, kann trotzdem gut mit ihm auskommen.

Er besitzt die besondere Gabe, in schwierigen Situationen und in Krisensituationen das entscheidend Richtige zu tun, spontan und direkt. Der Erfolg von Gemeinschaftsunternehmungen hängt nicht selten entscheidend von seinem Handeln ab.

Er ist permanent auf der Suche nach Erfolg und Selbstvervollkommnung. Seine permanente innere Erregung zeigt sich nicht selten in Zittern seiner Hände und Füße, Schlaflosigkeit und Krämpfe begleiten ihn durch sein Leben.

Häufige gesundheitliche Störungen: Galleerkrankungen, Schmerzzustände, Restless Legs

Homöopathisches Umstimmungsmittel: Zincum metallicum

Antidot: Hexagramm 52

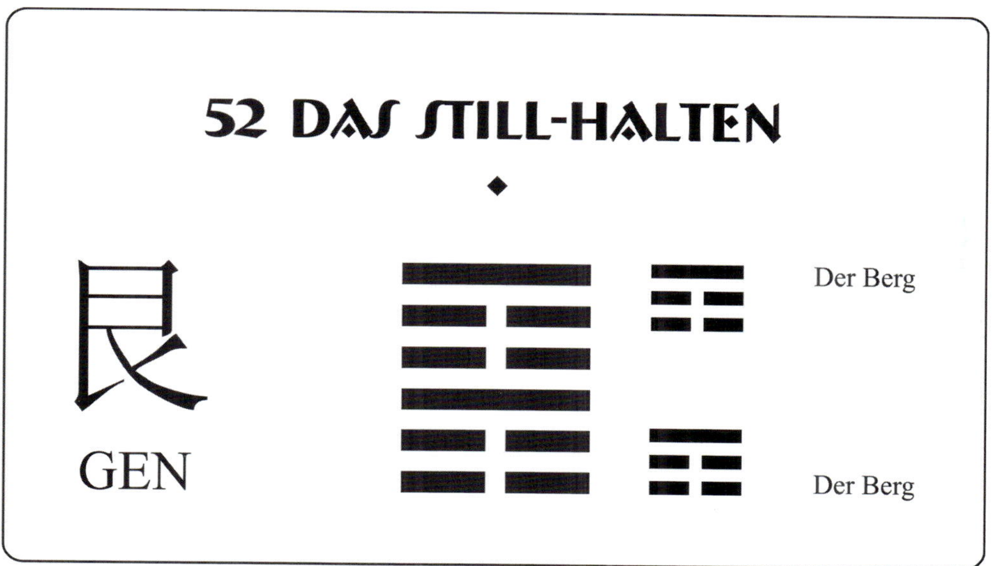

Abb.: 52 Das Stillhalten

Der Typ Gen – Hexagramm 52

Der Typ Gen ist ein ruhiger gefestigter Typ, innerlich wie äußerlich stabil, etwas unbeweglich teilweise und steif wirkend, körperlich wie geistig. Mitunter fehlt ihm etwas die Orientierung, er sieht Dinge, ohne sie zu erkennen, so entgehen ihm auch gute Chancen im Leben. Diese können ihm auch entgehen dadurch, dass es ihm an Flexibilität fehlt, er an seinen Prinzipien und Gedanken zu sehr festhält oder sich zu sehr an räumliche Gebundenheit klammert.

Diese Eigenschaft der Stabilität kann ihm auch zum Vorteil gereichen, denn er ist nicht leicht zu überzeugen und damit zu überlisten, er stürzt sich nicht leichtfertig in finanzielle Abenteuer. Seine Treue macht ihn verlässlich für Freunde und Partner. Ein Lebenspartner kann sich sicher sein, in ihm einen festen Rückhalt zu haben.

Gänzlich unbeweglich ist er dennoch nicht: Sieht er die Zeit reif, in einer Sache aktiv zu werden, handelt er, jedoch nicht spontan und schnell, sondern nach vorheriger reiflicher Überlegung. Sein starkes Erdelement verleiht ihm diese Ruhe, die Dinge in sich reifen zu lassen, die Früchte zu ernten, wie sie fallen – wenn er denn in der Zeit bleibt, sich seine Überlegungen nicht zu lange hinziehen.

Er trägt viel auf seinen Schultern, sein ruhiges Gemüt und die Abgeklärtheit seiner Reaktionen und Gedanken verleitet viele dazu, ihm Aufträge und Problemlösungen an- und aufzutragen. Da er andererseits selbst so viel wie möglich annimmt, verwundert es nicht, dass er unter Schulterverspannungen leidet und zu Gelenkschmerzen neigt.

Seinem Grundwesen entsprechend wird er Erkältungen und andere Krankheiten und Erreger, die sich in ihm eingenistet haben, schlecht wieder los. Sie verharren gern in ihm, träge und unbeweglich.

Häufige gesundheitliche Störungen: Immunschwäche, Schmerzzustände

Homöopathisches Umstimmungsmittel: Silicea

Antidot: Hexagramm 51

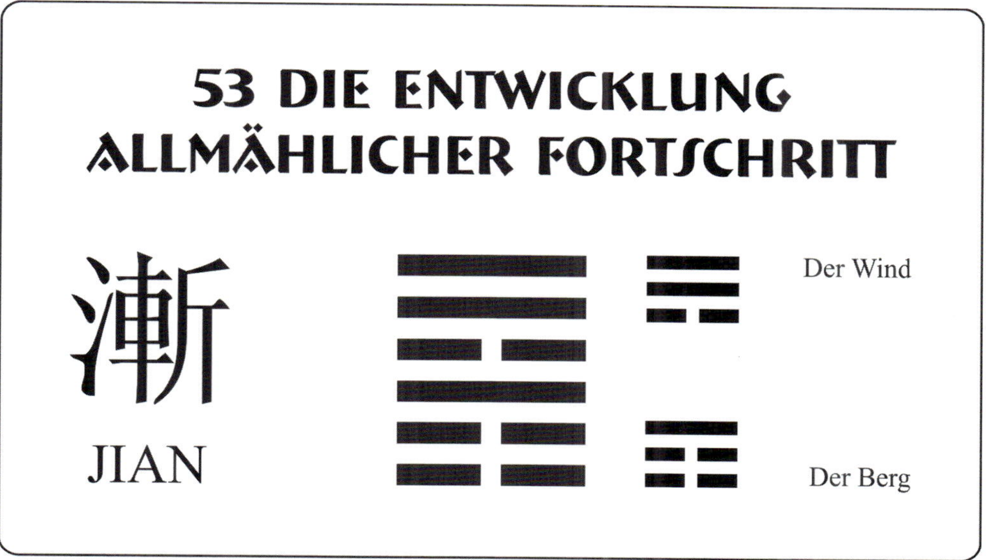

Abb.: 53 Die Entwicklung allmächtiger Fortschritt

Der Typ Jian – Hexagramm 53

Der Typ Jian ist innerlich ruhig und gefestigt, aber im Gegensatz zum Typ Gen durchaus auch mit einer guten Portion Flexibilität und Tatendrang ausgestattet. Er ist zielorientiert, ohne fixiert zu sein oder seine Ziele zu rigoros zu verfolgen. Er wählt den sanften Weg, auch Umwege nimmt er in Kauf. Seine Eigenschaften der Stabilität und Flexibilität im ausgewogenen Verhältnis können ihm viele Türen öffnen, sie bringen ihn auch in seiner persönlichen Entwicklung weiter voran. Seine charakterliche Stabilität ist ein wichtiges Fundament, das seine gesamte Denkweise grundsätzlich fixiert, sodass ein Bäumchen-wechsel-dich-Spiel, ein permanenter Meinungsumschwung oder wirkliche Unzuverlässigkeit von ihm nicht zu erwarten ist. Seine Anpassungsfähigkeit an Situationen und Personen geht in keinem Fall so weit, dass er sich selbst dabei vergisst oder gar aufgibt. Aber sie erlaubt ihm ein Vorankommen mit seinen Plänen und Konzepten. Auf andere wirkt sein Ehrgeiz nicht zu unangenehm, da jeder ihn akzeptieren kann, allein deshalb, weil sich keiner von ihm übervorteilt fühlen muss. Durch seine Eigenschaften kann er im Gegenteil für manchen Vater als Vorbild für seinen Sohn gelten: stabil, ehrgeizig, aktiv, durchsetzungsfähig, erfolgreich, dabei flexibel und fair anderen gegenüber.

Die Kombination der Flexibilität in der Verfolgung eigener Ziele bei gleichzeitiger Selbsttreue gestaltet sich mitunter nicht ganz einfach und kann durchaus in Stress ausarten. Langsam und schleichend steigt der Blutdruck, können sich allmählich auch Beschwerden hie und da einstellen, ohne dass eine Ursache auszumachen wäre.

Häufige gesundheitliche Störungen: rheumatische Beschwerden, Stoffwechselstörungen

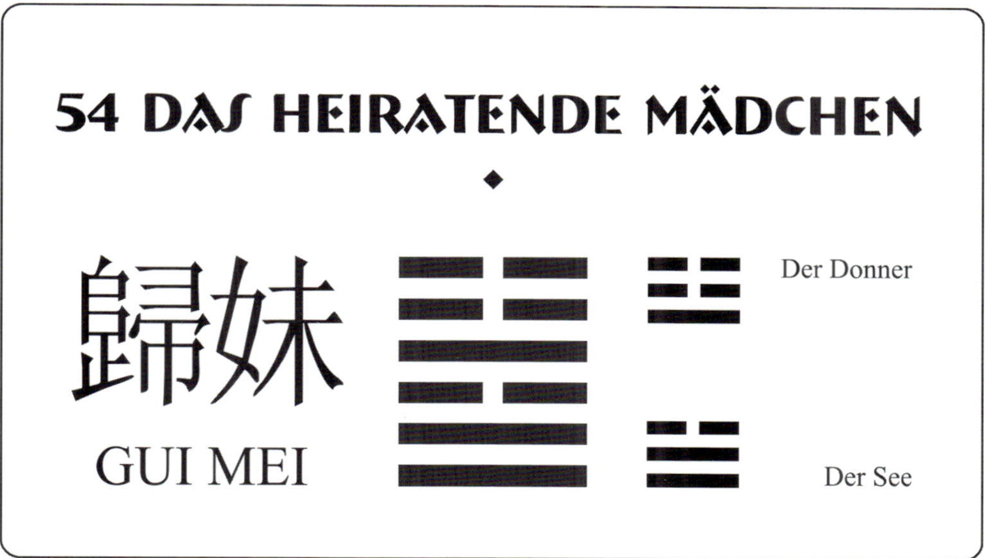

Abb.: 54 das heiratende Mädchen

Der Typ Gui Mei – Hexagramm 54

Der Typ Gui Mei ist ein optimistischer Mensch, aktiv, flink und mit einer guten Portion Energie ausgestattet. Er kann beharrlich an seinen Plänen und Ideen verweilen bis hin zur Besessenheit. Sieht er eine Chance zur Verwirklichung, stößt er blitzschnell zu – manchmal auch zu schnell, wenn die Überlegung gefehlt hat und die Dinge nicht tiefgründig genug durchdacht wurden. So kommt es, dass der Erfolg das eine und das andere Mal ausbleibt. Dennoch lässt er sich nicht entmutigen, bleibt er immer in Bewegung und sucht stets neue Herausforderungen. Mitunter ist das Ende, der negative Ausgang eines Plans oder Projekts, direkt vorhersehbar, da er durchaus erkennbare Denkfehler enthält. Er dreht sich nicht selten im Kreis. Ein guter Rat verursacht bei ihm jedoch lediglich Ohrensausen und läuft ansonsten ins Leere.

Sein impulsives Temperament obsiegt mitunter über das ruhige, das nach Harmonie verlangt. Daher ist von ihm durchaus auch ein Ausbruch des Jähzorns zu erwarten, insbesondere als Reaktion auf Kritik oder unerwartete Hindernisse. Wäre er offener für Kritik, wäre er erfolgreicher und zufriedener, doch hier fehlt ihm die Einsicht, wie ihm überhaupt manchmal der Klarblick für die Realität und die eigenen Schwachstellen fehlt.

Da das hitzige Holzelement in ihm sich immer wieder Bahn bricht, hat er immer wieder mit Kopfsymptomen zu kämpfen wie Schwindel oder Kopfschmerzen. Auch Stoffwechselstörungen sind nicht selten, wenn ihm etwa der Misserfolg auf den Magen schlägt.

Häufige gesundheitliche Störungen: Schwindel, Kopfschmerz, Leberstoffwechselstörungen

Homöopathisches Umstimmungsmittel: Staphisagria

Antidot: Hexagramm 53

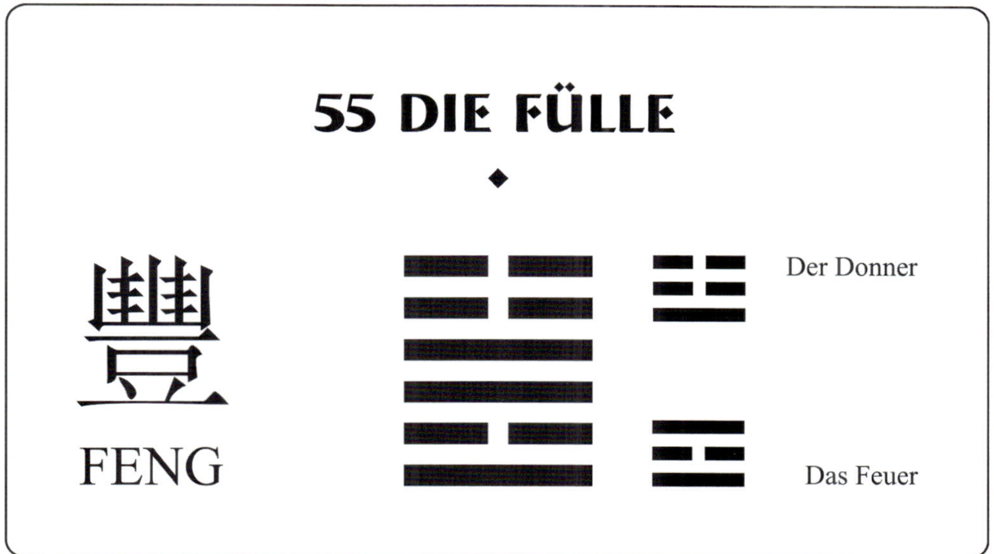

Abb.: 55 Die Fülle

Der Typ Feng – Hexagramm 55

Der Typ Feng ist aktiv, kreativ, ideenreich und mit guten Führungsqualitäten ausgestattet. Er besitzt eine ganze Fülle von Ideen, die ihn teilweise wie ein Blitz durchfahren und nach Durchsetzung streben. Mit seiner Aktivität und seinem guten Ansehen bei für ihn wichtigen Personen setzt er sich meist durch und findet Unterstützung für seine Pläne und Projekte. So bringt er es durchaus zu einigem Ruhm. Sein Licht strahlt dann hell wie die Sonne am Horizont.

Sein doch ungezügeltes Temperament, das zu Jähzorn neigt und cholerisches Potenzial birgt, macht ihn für seine Umwelt jedoch zur schwer genießbaren Kost. Er ist ein durchaus harter Brocken, hitzig und aufbrausend, er bringt die Wände zum Wackeln, wenn er sich in Rage redet. Nach einer solchen Explosion tritt wieder mehr Ruhe ein. Sein Verhalten ist wie Ebbe und Flut. Nach der alles zerberstenden Flut kommt wieder die Ebbe, auf die die nächste Flut folgt. Die Ebbe kommt dann, wenn er etwas in seinem Sinne geregelt sieht oder wenn es um Dinge geht, die ihm nicht wichtig genug sind, um sich aufzuregen.

Seine Urteile, die er fällt, sind durchaus auch emotional motiviert, die abstrahierende emotionsfreie sachlich orientierte Betrachtung fällt ihm schwer. Auch hier kann die Kritik harsch ausfallen.

Er ist kompromisslos, Widerspruch verträgt er nicht, sein Wort ist Gesetz. Mit dieser Maxime kommt er durchaus recht weit, da viele von seinem Charisma beeindruckt sind. Aber es liegt auch eine gewisse Gefahr darin, denn wenn er auf dem Zenit der Leiter angekommen ist, die erste Stelle statt der Zweiten eingenommen hat, wird er angreifbar und nicht wenige sind nur allzu bereit, seine Fehler, die auch er zwangsläufig macht, gegen ihn auszunutzen und ihn zu Fall zu bringen. Sein impulsiver Charakter und sein Charisma bringen ihn weit, können ihm aber letztlich auch zum Verhängnis werden. Sein Stern kann dann ganz schnell untergehen.

Sein Charakter bringt es mit sich, dass er ständig nervös überreizt ist, sein Blutdruck in schwindelerregende Höhen steigen kann.

Häufige gesundheitliche Störungen: Bluthochdruck, Sympathikotonus, manische Depression

Homöopathisches Umstimmungsmittel: Coffea

Antidot: Hexagramm 56

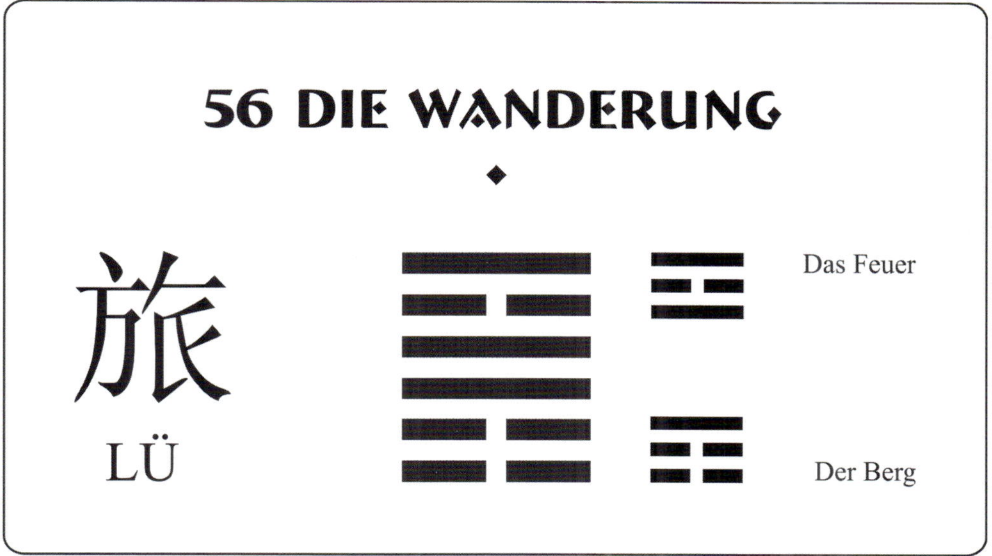

Abb.: 56 Die Wanderung

Der Typ Lü – Hexagramm 56

Der Typ Lü ist ein ruhiger gefestigter Typ, der besonnen ist in seinem Tun und Handeln. Er wandert gern auf geraden Pfaden, sucht nicht irgendwelche Abwege durch das Dickicht, da ihm durchaus bewusst ist, dass man sich dort schnell verheddern und verirren kann. Er versucht nicht, durch irgendwelche Hintertüren zum Ziel zu kommen, sich Vorteile zu verschaffen, Rechtschaffenheit und Geradlinigkeit sind seine Maxime. Vorsicht und Umsicht begleiten ihn auf all seinen Wegen. Auf diese ganz eigene Art kann es ihm gelingen, sein Potenzial auszuschöpfen und Ideen durchzusetzen, denn derer hat er viele. In ihm brodelt stets ein kleiner Vulkan. Er gewinnt Ansehen und Anerkennung durch seine Leistungen und seinen ruhigen geradlinigen Charakter. Auf sein Wort ist Verlass, und das verlangt Anerkennung und Vertrauen.

Er ist nicht der Mensch, der gern und absichtlich im Rampenlicht steht, er blüht lieber im Verborgenen, entzieht sich Medien- bzw. Rummel überhaupt um seine Person. Und doch erlangt er einen gewissen Bekanntheitsgrad. Er kann durch sich selbst wirken, ohne aktiv zu werden oder irgendetwas zu forcieren.

Bei der Beurteilung von Situationen besitzt er ein gutes Augenmaß, er wägt nach allen Seiten ab, ehe er zu einer Entscheidung kommt. Ist er zu einer Entscheidung gekommen, steht diese felsenfest, denn er ist von deren Richtigkeit überzeugt.

Er ist nicht der Mensch, der Entscheidungen lange vor sich herschiebt. Schwebezustände und unerledigte Dinge beunruhigen ihn, machen ihn nervös. Dann setzt sich sein Feuerelement durch und verbreitet Hektik und Herzklopfen. Auch an die Erledigung unangenehmer Dinge macht er sich daher unverzüglich und ohne Aufschub heran. Dann können die Dinge weiter ihren gewohnten Gang gehen und er ist der Sorge ledig.

Ist eine zügige Problemlösung nicht möglich, gerät sein emotionales Gleichgewicht schnell aus den Fugen, dies zeigt sich in Herzklopfen, Kopfschmerzen, Nervosität oder nervösem Magen.

Häufige gesundheitliche Störungen: emotionales Ungleichgewicht, Blutdruckschwankungen

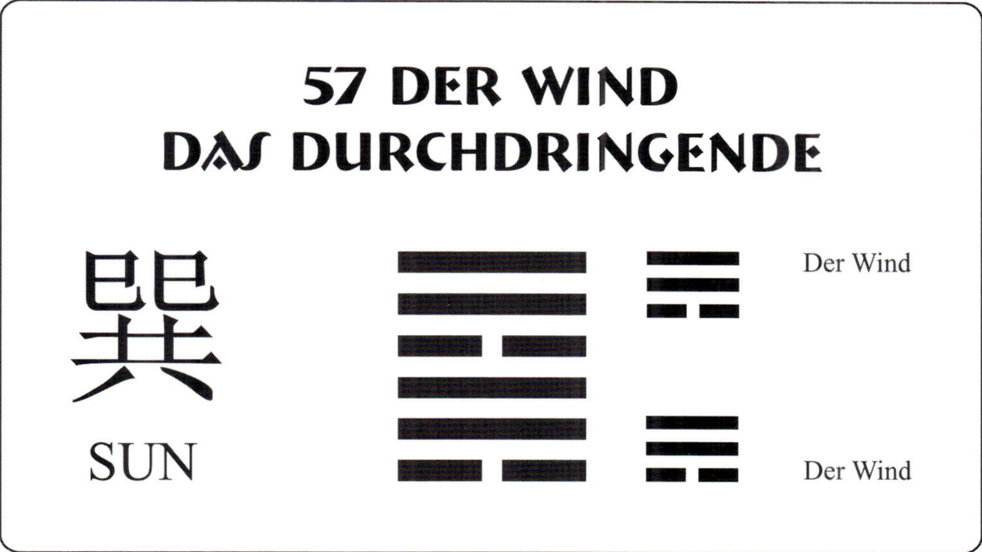

Abb.: 57 Der Wind, das Durchdringende

Der Typ Sun – Hexagramm 57

Der Typ Sun ist aktiv, rührig, zielstrebig und ehrgeizig. Er ist geduldig, warmherzig und nachgiebig, ohne einfältig oder willensschwach zu sein. Meist gelingt es ihm, seine Ideen, denen er durchaus viele hat, durchzusetzen. Seine Flexibilität und der Verzicht auf rigorose Vorgehensweisen können ihm ebenso helfen wie die Angewohnheit, sich den Rat erfahrener Fachleute einzuholen.

Mit seinem Gespür für angemessene Handlungsweisen am rechten Ort öffnen sich für ihn die Türen, kann er die grünsten Plätze erobern, so schnell wie auf einer Windböe getragen. Der Anfang mag für ihn etwas schleppend sein, aber hat er die richtige Spur gefunden, kann er gerade und geschmeidig an sein Ziel kommen. Vorsichtig und behutsam, leichtfüßig auf leisen Sohlen kann er Stufe um Stufe erklimmen. Mitunter hat der die Tendenz, seine Ziele aus dem Auge zu verlieren, sich zu verzetteln. Seine Gedanken zerstreuen sich dann wie die Blätter im Wind. Ein guter Rat sollte jedoch immer ankommen. Eine weitere Tendenz ist die, schnell den Boden unter den Füßen zu verlieren, wenn der Erfolg zu Kopfe steigt. Aber auch hier sollte guter Rat Gehör finden.

Allzu viel Freude an seinem Erfolg und seiner Erfolgstendenz hat er nicht. Frust und eine tendenziell depressive Stimmungslage bestimmen sein Leben. Er fühlt sich häufig „durch den Wind", schwindlig, seine Muskeln verkrampfen sich, lähmungsartige Schwäche kann sich einstellen. Sein Nervensystem schlägt immer wieder Alarm mit Blähungen und Zuckungen.

Häufige gesundheitliche Störungen: Depressionen, Lebererkrankungen

Homöopathisches Umstimmungsmittel: Agaricus muscarius

Antidot: Hexagramm 58

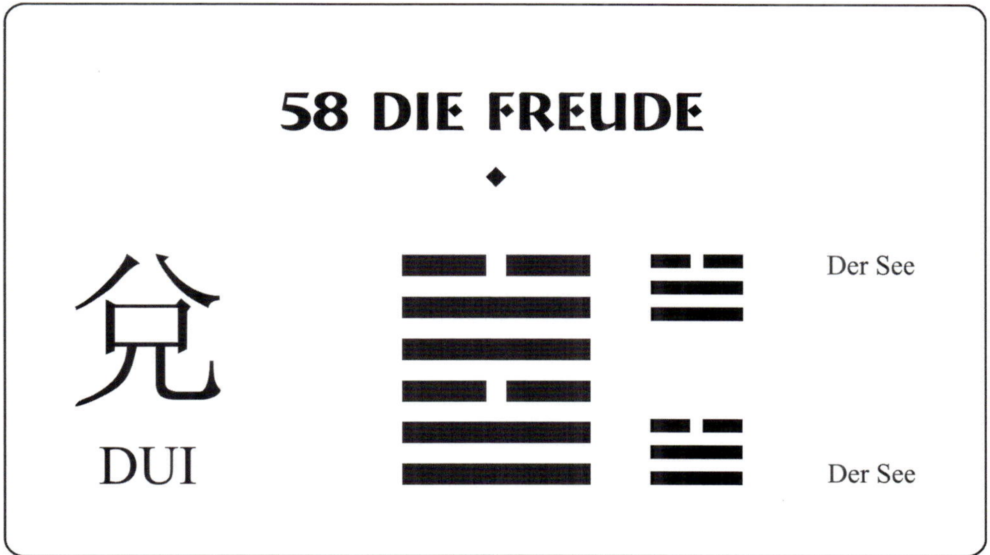

Abb.: 58 Die Freude

Der Typ Dui – Hexagramm 58

Der Typ Dui ist ein lebensfroher humorvoller Mensch, der mit beiden Beinen fest auf der Erde steht. Er ist harmoniebedürftig, vielseitig interessiert und mit einer guten Portion Beharrlichkeit ausgestattet. Zwar treibt er gern in ruhigen Gewässern, ist er aber mit etwas beschäftigt, lässt er sich in dessen Bann ziehen und dabei verharren. Insofern ist er der Gegenpol zum ehrgeizigen Typ Sun, der Neigung zu Depressionen hat und sich gern etwas verzettelt.

Die Freude bei dem, was er tut, fesselt ihn an die Dinge. Sein Erfolgsrezept für seine innere Ruhe und Harmonie ist, sich nicht ablehnend gegen Dinge und Situationen zur Wehr zu setzen, die vielleicht unangenehm sein könnten und prinzipiell keine Abwehrhaltung einzunehmen. Vielmehr versucht er, in allem das Positive zu sehen, auch in Problemen und Schwierigkeiten, die sich ihm in den Weg stellen. Er geht die Dinge stets aktiv und mit einer positiven optimistischen Grundstimmung an, lässt sich nicht in die Tiefe ziehen. Mühen und Umwege nimmt er auf sich, ohne ungute Worte darüber zu verlieren. Auch andere versucht er, von seiner Methode zu überzeugen und er ist höchst zufrieden, wenn es ihm gelingt.

Er geht auf andere zu, er sucht das offene Gespräch und nimmt gern an Diskussionen teil zum Zwecke des aktiven Meinungsaustausches.

Der Typ Dui findet sich vielfach als Vereinsmitglied oder als Mitglied in politischen Vereinigungen. Hier sucht er nicht die Kontroverse, auch mit dem politischen Gegner nicht, sondern das konstruktive Gespräch. Die Kontroverse und hitzige Streitgespräche meidet er, da sie seinem ausgeprägten Harmoniebedürfnis widersprechen. Bei seinen Gesprächen schnappt er so manches auf, das er in seinem Innern verdaut und verarbeitet. Mitunter sind auch weniger gute Dinge in dem, was aufgeschnappt wird, so sind Infektionen in Mund und Darm keine Seltenheit.

Häufige gesundheitliche Störungen: Infektionen in Mund und Darm, Störungen des Wasserhaushaltes

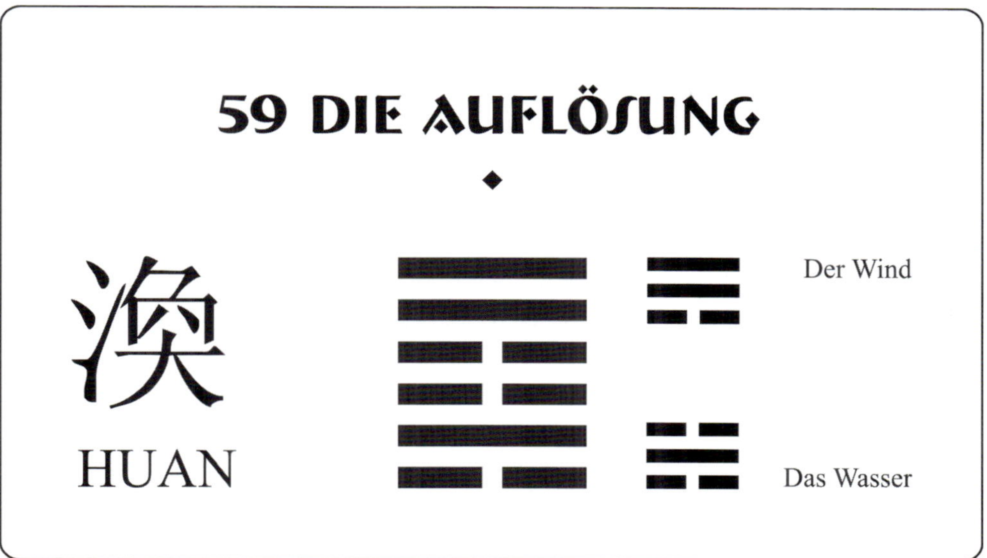

Abb.: 59 Die Auflösung

Der Typ Huan – Hexagramm 59

Der Typ Huan ist ein besonnener tiefgründiger Mensch, der die Dinge gründlich durchdenkt. Er versteht es, sich zu konzentrieren, Problemlösungen können ihm anvertraut werden. Konzentration und vor allem die Konzentration auf das Wesentliche ist überhaupt seine große Stärke. Er ist nicht leicht zu beeindrucken, er bleibt stets bei sich, woher der Wind auch weht, er bleibt unerschütterlich und fest. Willensstark, unerschütterlich, innerlich ruhig und doch flexibel und fähig, sich den Situationen anzupassen, kann für ihn der chinesische Satz gelten „hundertmal gebrochen, niemals gebeugt"; denn Sturheit um jeden Preis, allein um sich durchzusetzen ist nicht sein Weg. Er kann flexibel reagieren, ohne seinen eigentlichen Weg zu verlassen.

Auf der anderen Seite ist er von einem gewissen Freiheitsgedanken beseelt, strenge Disziplin und Selbstdisziplin liegen ihm nicht. Er nimmt sich gern die Freiheit, sich „auszuklinken", zu erledigende Dinge in den Hintergrund zu schieben für einen Kurztrip. Auch kleinen Abenteuern finanzieller oder anderer Art ist er nicht abgeneigt. Insofern ist er ein Gegenpol zum Typ Jie.

Für andere ist er nicht ganz leicht zu durchschauen, sein Innerstes gibt er selten bis gar nicht preis. Das, was sich an der Oberfläche zeigt, spiegelt nicht den Inhalt wider. Nach außen zeigt er gern eine etwas andere Fassade, er ist ein Meister der Täuschung. Diese Art der Täuschung ist nicht gegen die Umwelt gerichtet, sie ist lediglich ein Spiegel des Wunsches, die Geheimnisse des eigenen Wesens für sich zu behalten.

Geld gibt er nicht für unnütze Dinge aus, etwa für Luxusgüter, sondern eher für Dinge, die für sein Seelenheil sorgen wie Spenden für gemeinnützige und karitative Organisationen.

Körperlich wie geistig ist er fit, sehr belastbar, seine Energie ist schier unerschöpflich. Durch seine Tatkraft lösen sich viele Probleme fast von selbst, scheinen wie weggeweht.

Gelingt ihm die Problemlösung wider Erwarten nicht, kann seine Willenskraft schnell einer Ängstlichkeit weichen und seine Entschlossenheit Auflösungserscheinungen zeigen. Solche Situationen frustrieren ihn und können ihn, wenn sie sich häufiger wiederholen, auch depressiv machen. Körperlich manifestieren sich dann auch Rücken- oder Kopfschmerzen.

Häufige gesundheitliche Störungen: Stoffwechselstörungen, Schmerzen im Bewegungsapparat

Antidot: Hexagramm 60

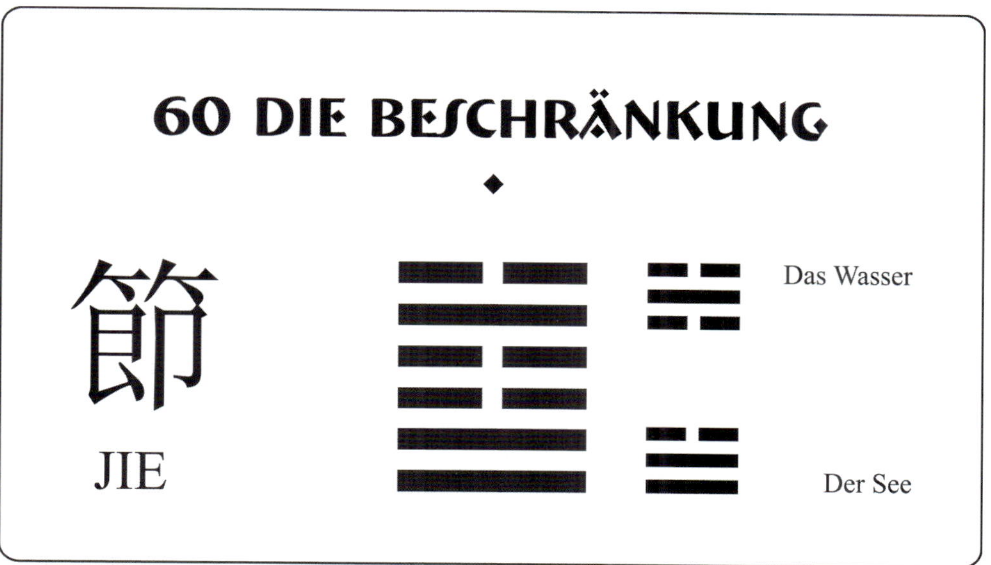

Abb.: 60 Die Beschränkung

Der Typ Jie – Hexagramm 60

Der Typ Jie ist ein lebensfroher Mensch, der mit beiden Beinen fest auf der Erde steht und optimistisch in die Welt blickt. Er ist arbeitsam, aber nicht übereifrig, er verfolgt seine Ziele mit einer gewissen Beharrlichkeit, vermeidet es aber gern, sich dabei zu erschöpfen. Gefahren und Schwierigkeiten sieht er relativ gelassen entgegen, seine Willenskraft und seine Stabilität erlauben es ihm, sich auch hier durchzusetzen. Mitunter geht er durchaus absichtlich gefahrenreiche Wege, wenn er sich davon Erfolg verspricht, er weicht nicht aus. Anmaßung und Neid kennt er nicht, er will nur das erreichen, von dem er glaubt, dass es ihm – im Einvernehmen mit anderen – auch zusteht. Die Harmonie mit der Umwelt ist ihm wichtig, hier will er keine unnötige Konfrontation provozieren.

Grundsätzlich liegt ihm Luxus durchaus nah, aber er ist nicht verschwenderisch, er hält stets Maß in allen Dingen, haushaltet gut mit seinen Kräften und den finanziellen Mitteln, die ihm zur Verfügung stehen. Ein nicht erfüllbarer Vertrag wird durch ihn nicht unterzeichnet, dafür ist er zu vernunftbezogen, prüft er zu genau alle Details, seine Kasse und seine wahren Bedürfnisse. Selbst die Portionen seiner Mahlzeiten hält er relativ klein, um das nötige Maß an Nährstoffen nicht zu überschreiten. Selbstdisziplin und Korrektheit sind seine Lebensmaxime. Strikte Diäten, harte Sparkurse bzw. Geiz und Selbstkasteiung sind von ihm jedoch nicht zu erwarten. Hier wäre ein vernünftiges Maß überschritten, und das richtige Maß in allen Dingen ist wichtig für ihn. Allerdings ist seine Sichtweise nicht immer die der anderen. Ein Außenstehender wird ihn mitunter durchaus als tendenziell geizig und knausrig charakterisieren.

In der Kindererziehung wird er sich entsprechend verhalten. Kinder sollen ihre Freiheiten haben bis zu einem gewissen Maß, antiautoritäre Erziehung ist für ihn jedoch nicht der richtige Weg, ebenso wenig wie eine zu strenge Erziehung. Freiheiten müssen sein, aber unter einer gewissen Kontrolle. Selbstkontrolle und Kontrolle anderer spielen eine wichtige Rolle in seinem Denken. Sein Bedürfnis, alles zu kontrollieren und in seine Bahnen zu lenken, Regularien aufzustellen, kann auch einen Partner einschränken in seinen Freiheiten. Wenn die Kontrolle in kontrollierende Eifersucht ausartet, wird die Partnerschaft schwierig. Ähnliches gilt für die Beziehung zu den eigenen Kindern, die durchaus seine Kontrolle als unangemessen empfinden können und sich eingeschränkt fühlen.

Er ist durchaus schweigsam, ein guter Zuhörer, der die ihm anvertrauten Geheimnisse stets zuverlässig für sich behält. Er ist aber nicht wortkarg, er schweigt lediglich da, wo es ihm angebracht scheint. Für diese Situation hat er den klaren Blick.

Gesundheitlich machen ihm mitunter die Gelenke Probleme, auch die Nahrung stagniert zuweilen etwas lange und durchläuft den Verdauungsprozess etwas verlangsamt.

Häufige gesundheitliche Störungen: Gelenkbeschwerden, Blasen-Nierenschwäche, Ödeme, Übelkeit

Homöopathisches Umstimmungsmittel: Apis mellifica

Antidot: Hexagramm 59

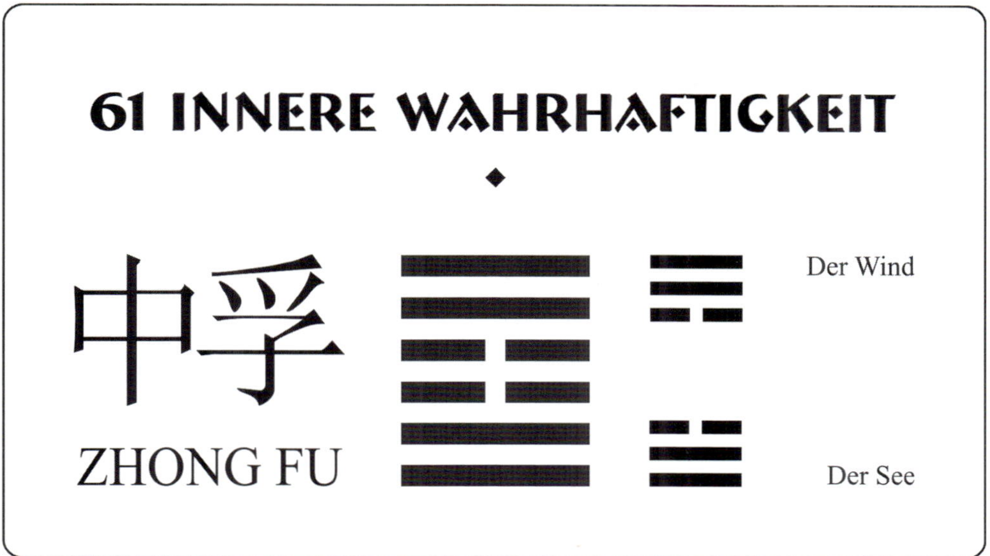

Abb.: 61 Innere Wahrhaftigkeit

Der Typ Zhong Fu – Hexagramm 61

Der Typ Zhong Fu ist ein optimistischer positiver Mensch, stabil und bodenständig. Er ist ideenreich und hat viele Pläne, die er auch mit Ehrgeiz und einer gewissen Beharrlichkeit verfolgt. Für die Durchsetzung wählt er gern den sanften Weg, er ist flexibel, nicht fixiert auf einen bestimmten Weg oder einen bestimmten Zeitpunkt. Hier richtet er sich nach den jeweiligen Gegebenheiten im festen Vertrauen darauf, dass er selbst genügend Ausdauer besitzt, die Dinge zu regeln in einem angemessenen Zeitraum. Hektik oder gar Panik kommt nicht auf. Er besitzt ein stabiles Selbstbewusstsein, auf dem er aufbauen kann und das ihm hilft, an seinen Erfolg zu glauben sowie an seine Beharrlichkeit und Ausdauer.

Er ist innerlich stabil, er kennt sich gut, vertraut in seine Fähigkeiten und ist sich selbst treu. Selbsttreue und Wahrhaftigkeit gegenüber anderen sind ihm die wichtigsten Werte, nach denen er sein Tun und Handeln ausrichtet.

Entscheidungen zu treffen fällt ihm mitunter nicht leicht, insbesondere dann nicht, wenn sie weitreichende Konsequenzen haben für ihn oder für andere. Es ergibt sich dann mitunter eine Art innere Zerrissenheit, er überlegt lange und tiefgründig, ehe er zu einem Entschluss kommt. Eine Entscheidung, die er getroffen hat, ist nicht spontan zustande gekommen, sondern stets das Ergebnis reiflicher Überlegungen. Da dies so ist, kann auch eine negative Entscheidung, zuungunsten einer Person, die er nicht verletzen möchte, von dieser meist akzeptiert werden.

Die Überlegungen und das lange Abwägen verursachen bei ihm mitunter Kopfschmerzen oder Beschwerden im Verdauungstrakt, der ohnehin zur Empfindlichkeit neigt.

Häufige gesundheitliche Störungen: Verdauungsstörungen

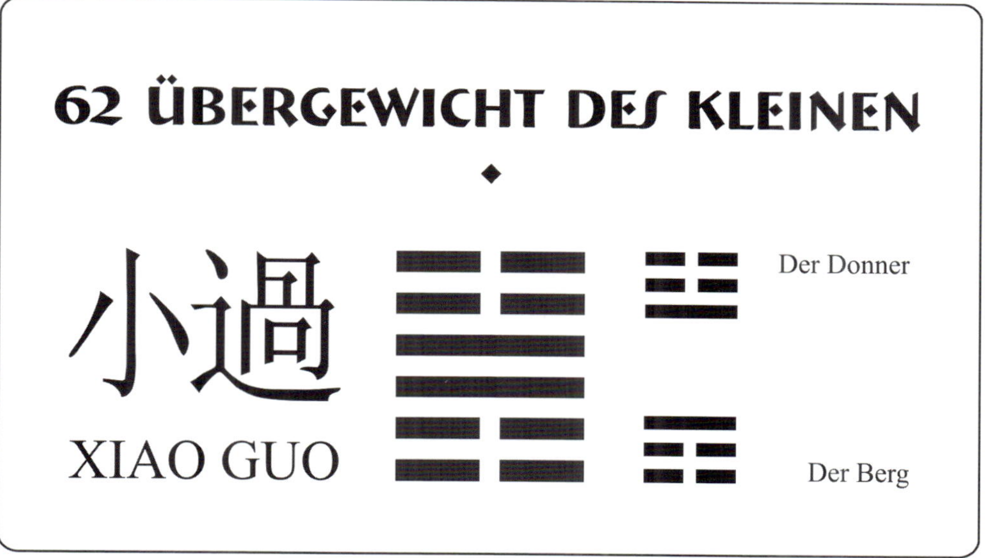

Abb.: 62 Übergewicht des Kleinen

Der Typ Xiao Guo – Hexagramm 62

Der Typ Xiao Guo ist im Grunde seines Wesens ein ruhiger Mensch, stabil und gefestigt. Bisweilen wirkt er etwas unflexibel, statisch. Er hält sich viel mit kleinen Dingen auf, geht insgesamt keine großen Projekte an, zumindest nicht gern. Diese sind ihm zu unübersichtlich, teilweise zu risikoreich, sie anzugehen widerstrebt seinem Stabilitäts- und Sicherheitsbedürfnis. Hierin unterscheidet er sich wesentlich vom Typ Zhong Fu. In kleineren Angelegenheiten ist er jedoch durchaus erfolgreich, hier entfaltet er eine gewisse Effektivität. Er strebt nicht danach, die große Karriereleiter zu erklimmen, sein Betätigungsfeld sind eher die Dienstleistungstätigkeiten auf der unteren Ebene. Hier findet er die Ruhe, die er braucht, oben herrscht zu viel Lärm und Stress, den will er vermeiden.

Er bevorzugt Ruhe und Bescheidenheit, er ist allgemein genügsam und sparsam, ohne jedoch seine Sparsamkeit in Geiz ausarten zu lassen. Er versteht es, sich den Situationen anzupassen, sein Tun und Handeln den Situationen entsprechend auszurichten und sich auf das Wesentliche zu konzentrieren.

Ehrlichkeit, Genügsamkeit und Gelassenheit sind seine Maxime. Handeln will er nur, wenn dies unbedingt angezeigt ist. Seine Konzentration gilt der eigenen Mitte. Um diese zu wahren und zu schützen, ergreift er mitunter auch die Initiative, d. h., er ist durchaus in der Lage, heftige Abwehrreaktionen zu zeigen, z. B. wenn ungebührliche Anforderungen an ihn gestellt werden. Man darf nicht versuchen, ihn zu Ehrgeiz und Karrieredenken anzuhalten. Hier wird man unsanft zurückgewiesen. Ansonsten ist der Xiao-Guo-Typ für allerlei Thematiken offen, nach allen Seiten.

In dem, was er tut ist er durchaus akribisch, Handarbeiten, Basteleien, Konstruktionen, Berichte, alles wird bis ins Detail ausgeformt und ausgefeilt. Er verzettelt sich mitunter in Kleinigkeiten, aber er muss diese Vorgehensweise wählen, da er nur mit Ergebnissen leben will, die ihn auch wirklich zufriedenstellen.

Muss er sich zu sehr äußeren Einflüssen erwehren, verursacht ihm das durchaus Bauchgrimmen oder es stört ihn in seiner Konzentration.

Häufige gesundheitliche Störungen: Stoffwechselstörungen, Konzentrationsstörungen

Antidot: Hexagramm 61

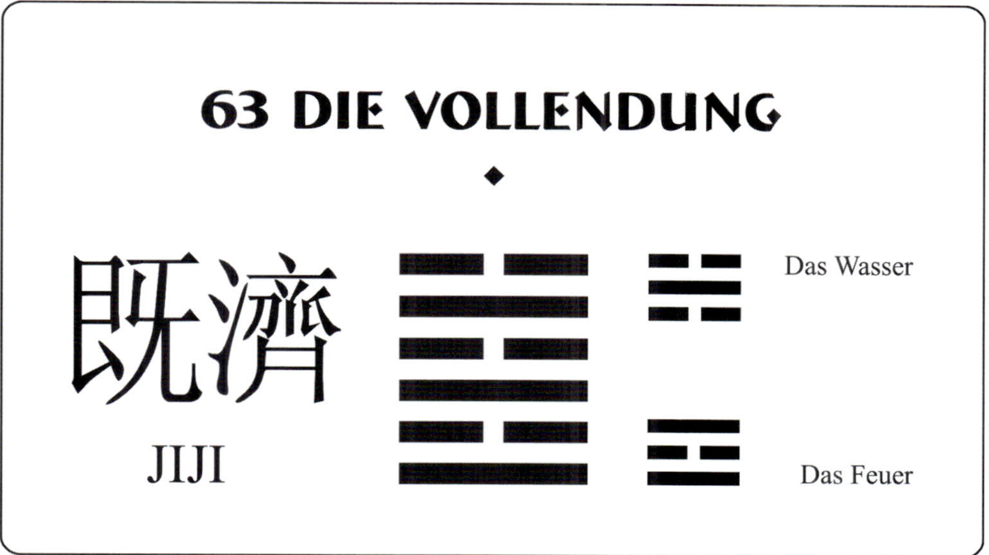

Abb.: 63 Die Vollendung

Der Typ Ji Ji – Hexagramm 63

Der Typ Ji Ji ist ein Mensch mit zwiespältigem Charakter, ein Mensch wie „Feuer und Wasser". Er ist aktiv, stolz, er strahlt Freude aus, glänzt gern, er gibt sich meist extrovertiert. Er neigt zur Übertreibung und leicht hysterischen Reaktionen. Dem gegenüber steht sein melancholisches, zur Depression neigendes Element.

Er ist starken Stimmungsschwankungen ausgesetzt. Fängt er eine Sache an, ist er enthusiastisch, gestaltet sich die Durchführung schwierig oder problematisch, verliert er schnell seine Linie und seine Stimmung schwenkt schnell in Depression um. Er stürzt sich schnell ins Abenteuer, er liebt den Nervenkitzel, die Gefahr reizt ihn. Gerät er in Richtung des Abgrundes, verlässt ihn der Mut.

Er ist besessen von dem Gedanken, ein schweres Leiden zu haben oder an einer Krankheit zu leiden – er ist der geborene Hypochonder. In dem Bewusstsein, schwer krank zu sein, trifft er entsprechende Vorkehrungen, er schließt Versicherungen ab, informiert sich über moderne Therapieformen etc. Auch die Umwelt bezieht er in seine Krankheitsbesessenheit ein, kann diese durchaus auch nutzen, wenn er glaubt, ihm komme zu wenig Aufmerksamkeit zu; und diese braucht er wie die Luft zum Atmen. Durch seine permanente Angst vor Krankheiten steht er unter Stress. Herzrasen, innere Unruhe, Schlaflosigkeit sind die Folge, auf die Dauer auch Blutdruckerhöhung, bis er sich letztendlich körperlich und geistig erschöpft.

Häufige gesundheitliche Störungen: manische Depression, Ängste, Hypochondrie, Stresssymptome

Homöopathisches Umstimmungsmittel: Stramonium

Antidot: Hexagramm 64

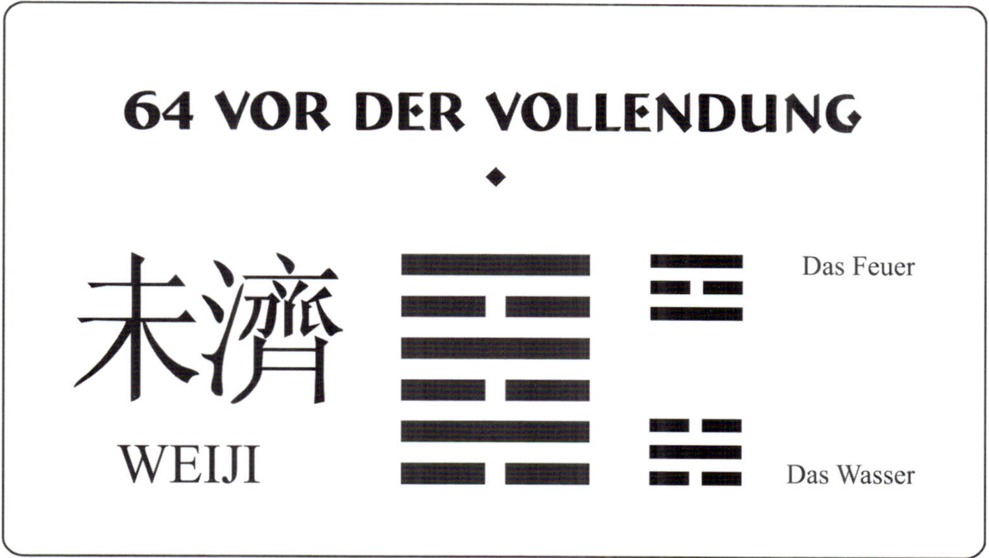

Abb.: 64 Vor der Vollendung

Der Typ Wei Ji – Hexagramm 64

Der Typ Wei Ji ist ein ruhiger Charakter, ein Mensch, der viel denkt, um den Dingen auf den Grund zu gehen. Er ist introvertiert, hat aber einen klaren Blick für und auf die Umwelt. Nach außen mag er strahlend und stolz wirken, in seinem Inneren sieht es anders aus. Hier ist er ruhig, besonnen, auf sich konzentriert.

Er hat viele Ideen und Pläne, die er in sich reifen lässt, ehe er damit an die Öffentlichkeit geht. Viele seiner Pläne enthalten trotz gründlicher Prüfung immer wieder Schwachstellen und Denkfehler, die eine erfolgreiche Durchführung unmöglich machen trotz großer Anstrengungen. Und die unternimmt er gern. An Willenskraft und Durchhaltevermögen fehlt es ihm nicht. Was er beginnt, will er zur Vollendung bringen, verbissen, mit Ausdauer, Willenskraft, Einsatz. Am Ende droht ihm jedoch immer wieder die Luft auszugehen, er droht, sich zu erschöpfen. Nutzt aller Einsatz nichts, kann ihn das in eine Depression stürzen oder einen hysterischen Krampf auslösen. Umso größer ist die Freude über einen Erfolg. So kann er überhaupt Stimmungsschwankungen ausgesetzt sein, unabhängig von Erfolg und Misserfolg. Ein falsches Wort, ein Missverständnis können ausreichen, um eine frohe Laune in ein Stimmungstief zu verwandeln. Auch die Menstruation kann zu Stimmungsschwankungen führen, das innere Gleichgewicht stören.

Seine Anstrengungen, die er ständig unternimmt, sorgen dafür, dass er sich aufreibt und erschöpft, sein vegetatives Nervensystem gerät allmählich in Unordnung.

Häufige gesundheitliche Störungen: vegetative Dystonie, Erschöpfung

Homöopathisches Umstimmungsmittel: Ignatia, Natrium muriaticum

6. Literatur

Blofeld, John (1991). I Ging. Das große Weisheits- und Orakelbuch der alten Chinesen. München: Barth

Fiedeler, Frank (2003). Yin und Yang. Das kosmische Grundmuster in der Kultur Chinas. München: Diederichs

Kents Repetitorium Bd. I–III (1993). Heidelberg: Haug

Lingshu yishi (Modern übersetzte und kommentierte Ausgabe des Huangdi neijing Lingshu) (1997). Shanghai: Kexue jishu chubanshe

Miki Shima (2000). I Ging in der Heilkunst. Die Weisheit des inneren Arztes. Interlaken: Ansata

Riegel, Andrea-Mercedes (2004). Diabetes und TCM. München: Pflaum

Riegel, Andrea-Mercedes (2008). Ling Zhen. Der geistig spirituelle Weg der Akupunktur. Hochheim: CO'MED

Riegel, Andrea-Mercedes (2011). Hompöopathie und TCM. Die homöopathische Behandlung in der TCM. Oy-Mittelberg: Joy

Wilhelm, Richard (1978; orig. 1924): I Ging. Das Buch der Wandlungen. München: Diederichs

Yang Li (1998). Zhouyi yu zhongyi xue (Das Buch der Wandlungen und die chinesische Medizin). Beijing: Kexue jishu chubanshe

Yang Weijie (1990). Huangdi neijing Suwen shijie (Modern Übersetzte und erläuterte Ausgabe der Einfachen Fragen aus dem Klassiker der Inneren Medizin des Gelben Kaisers). Taibei: Yuejun wenhua gongsi

Zhouyi zhezhong (Analyse des I Ging) Bd. I–II. (2002). Beijing: Jiuzhou chubanshe

Zur Autorin:

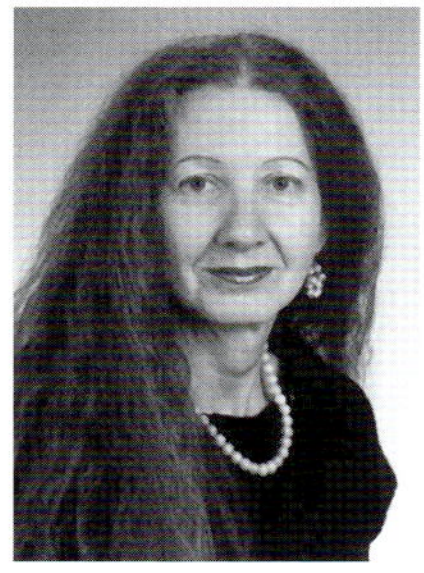

Andrea-Mercedes Riegel studierte im Anschluss an ein Fremdsprachenstudium (Französisch und Spanisch) klassische und moderne Sinologie, Germanistik und Medizingeschichte in Heidelberg, Taipei und München. Sie lebte in den Jahren 1989 bis 1991 in Taiwan und besuchte dort die „Akademie für die Erforschung der chinesischen Medizin" in Taipei. Dem achtzehnmonatigen theoretischen Unterricht (ca. 480 Stunden) folgte begleitend ein sechsmonatiges Klinikpraktikum an einer Taipeier Klinik für chinesische Medizin.

Während ihrer Promotionszeit in München zwischen 1993 und 1999 befasste sie sich eingehend mit der Lektüre und Analyse der klassischen Originaltexte aus den verschiedenen Epochen der chinesischen Medizingeschichte. Ihre Dissertation behandelt dementsprechend ein Thema aus dem medizinhistorischen Bereich. Neben ihrer Promotion in München arbeitete sie in einer privaten Massagepraxis im Bereich der chinesischen Tuina-Massage.

Ihr starkes Interesse an der chinesischen Gesundheitslehre führte über den Weg der asiatischen Kampfkünste, speziell Tae-kwon-do, das sie seit 1980 praktiziert. Ihr erster Lehrer für Tae-kwon-do, ein Koreaner, brachte ihr bereits die ersten Schritte in Akupunktur bei. In Taiwan kam sie mit Qigong in Berührung. Beide Wege, der harte Leistungssport, den sie über zehn Jahre betrieb, als auch das Qigong, haben ihren Lebensweg und ihre Lebenseinstellung entscheidend zum Positiven beeinflusst.

Andrea-Mercedes Riegel arbeitet seit Ende 1999 als Heilpraktikerin in eigener Praxis in Oftersheim (Nähe Heidelberg / Schwetzingen), wo sie auch ein Institut für Forschung und Lehre der Traditionellen Chinesischen Medizin (TCM) leitet. Ihre Forschungsschwerpunkte sind: Therapie chronischer Erkrankungen (Diabetes, Fibromyalgie, Neurodermitis, Psoriasis) mit TCM, Übersetzung klassischer medizinischer Texte aus dem Chinesischen in westliche Sprachen, das Verständnis klassischer Konzepte der chinesischen Medizin in der modernen Schulmedizin sowie die Bedeutung des Yijing für die chinesische Medizin. 2005 begründete sie die Ling Zhen Methode, eine holistische Trigramm-Akupunktur, die moderne westliche Informationstechnologie mit fernöstlicher Naturheilkunde verbindet. Neben ihrer therapeutischen und wissenschaftlichen Arbeit ist sie Medizinische Dolmetscherin für Chinesisch und Mitorganisatorin von Chinahospitationen nach Peking. Sie ist Autorin zahlreicher Bücher und schreibt regelmäßig in verschieden Fachmagazinen zu diversen Themen der Chinesischen Medizin. 2012 errang sie den Titel des Dr. rer. medic. über eine Vergleichsstudie TCM – Schulmedizin.

Publikationen

- Die acht Unsterblichen. Econ, 1996
- Das Streben nach dem Sohn. Fruchtbarkeit und Empfängnis in den medizinischen Texten Chinas von der Hanzeit bis zur Mingzeit. (Dissertation München). Utz, 2000
- Akupunktur bei Blutungsstörungen und Zyklusanomalien. Die Frau in der TCM. (Eine Gemeinschaftsproduktion mit Zou Hua). Haug, 2000
- Tuina-anmo. Chinesische Massage im Wettkampfsport. Kristkeitz, 2001.
- Fibromyalgie. Fragen und Antworten aus der Sicht der chinesischen Medizin. Shaker, 2001
- Fibromyalgie. Ein Ratgeber für Patienten. Shaker, 2001
- Diabetes und TCM, Pflaum, 2004
- Ling Zen, Comed 2008
- Bianzheng lunzhi, Pflaum 2009
- Chinesische Medizin und Homöopathie, Joy 2012
- Punktelexikon, Die klassischen Akupunkturpunkte. Bedeutung, Wirkung, Indikationen, Elsevier 2012

Kontakt:

Dr. phil. Dr. rer. medic. Andrea-Mercedes Riegel
Mannheimer Straße 40, D-68723 Oftersheim
E-Mail: andrea@mercedes-riegel.de
www.mercedes-riegel.de

Weitere Werke der Autorin

Ling-Zhen
Der geistig spirituelle Weg der Akupunktur

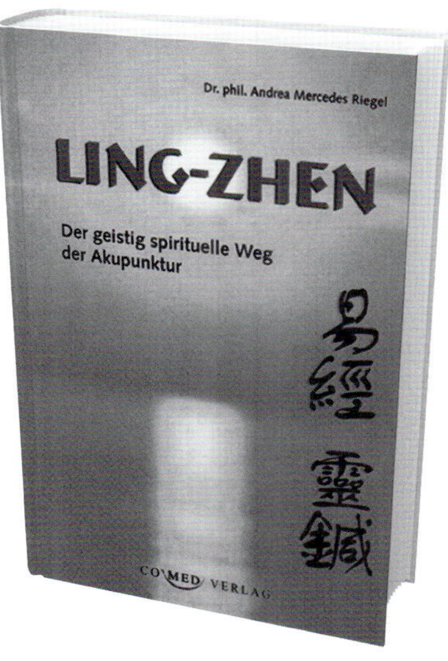

Dieses Buch beschreibt eine neue, einzigartige Methode, die Akupunkturlehre mit dem ältesten der klassischen chinesischen Texte, dem Yijing oder „Buch der Wandlungen", zu verbinden. Die LING-ZHEN-Methode nutzt die Errungenschaften der modernen elektronischen Informationsübermittlung, um in die verborgenen Schichten des Bewusstseins vorzudringen und die Zusammenhänge zwischen Psyche und Soma zu erkennen. Damit können die Aussagen des Yijing auf modernste Art und Weise in jeder Praxis genutzt werden.

Die Grundlagen der LING-ZHEN-Methode und die 64 Hexagramme des Yijing mit ihrer Interpretation auf medizinischer Ebene werden ausführlich beschrieben. Das therapeutische Vorgehen und die zur optimalen Behandlung empfohlenen Akupunkturpunkte und Kräuterrezepturen werden eingehend erläutert. Beispiele aus der Praxis dokumentieren die vielseitigen Einsatzmöglichkeiten der LING-ZHEN-Trigramm-Akupunktur.

Autor: Dr. phil. Andrea Mercedes Riegel
Ausstattung: Hardcover
Umfang: 472 *Seiten*
Erscheinungsjahr: 2008
Format: 17,5 *cm x* 24,7 *cm*

ISBN: 978-3-934672-20-8
48,00 EUR

Bestellmöglichkeit unter
ml-buchverlag.de